C.H.BECK WISSEN

in der Beck'schen Reihe

Ist der Konsum von Cannabis strafbar? Wie schädlich ist Ecstasy? Was sind die körperlichen Folgen jahrelangen Heroinkonsums? Was enthielten die «Hexensalben»? Der Band gibt sachkundig und allgemeinverständlich Auskunft über Zusammensetzung und Wirkungsweisen von psychoaktiven Substanzen, die rauschähnliche Zustände erzeugen, etwa Opioiden, Kokain, Amphetaminen, Halluzinogenen, Schnüffelstoffen sowie weiteren Natur- und Designerdrogen.

Prof. Dr. Dr. *Thomas Köhler,* Arzt und Diplompsychologe, lehrt am Psychologischen Institut der Universität Hamburg. Er hat zahlreiche Bücher veröffentlicht, u. a. zu Sigmund Freud, zu biologischen Grundlagen psychischer Störungen und zu Rauschdrogen.

Thomas Köhler

RAUSCHDROGEN

Geschichte, Substanzen, Wirkung

Verlag C. H. Beck

Mit 4 Tabellen

Originalausgabe

Gesamtherstellung: Druckerei C. H. Beck, Nördlingen
Umschlaggestaltung: Uwe Göbel, München
Printed in Germany
ISBN 978 3 406 56245 7

www.beck.de

Inhalt

Vorwort

Das vorliegende Buch behandelt das Thema der Rauschdrogen und ihres Konsums nicht nur unter medizinischen und biopsychologischen, sondern auch (und nicht zuletzt) unter historischen Gesichtspunkten, beleuchtet zudem einige damit verbundene rechtliche Fragen. Es unterscheidet sich in dieser Hinsicht von meiner im Jahre 2000 erschienenen Monographie *Rauschdrogen und andere psychotrope Substanzen: Formen, Wirkungen, Wirkmechanismen*, welche speziell die neurochemischen Grundlagen der Substanzeffekte sowie körperliche Veränderungen als Folge längerfristiger Einnahme behandelt.

Während dort der Schwerpunkt auf den Konsumdrogen Alkohol und Nikotin lag, sollen nun auch eher seltene einheimische und exotische Drogen sowie kulturhistorische Aspekte ihres Gebrauchs dargestellt werden. Alkohol, Nikotin sowie die Sedativa kommen gar nicht zur Sprache, während Opioide, Cannabis, Kokain, Psychostimulantien sowie Halluzinogene eingehender Berücksichtigung finden, nicht zuletzt hinsichtlich ihrer Bedeutung in der Heilkunde, in rituellen Praktiken, schließlich ihres Einflusses auf Kunst und Literatur. Daneben werden rechtliche Aspekte diskutiert, so die Grundzüge des Betäubungsmittelgesetzes, juristische Gesichtspunkte des Cannabisgebrauchs und die diesbezüglich unklare Situation bei Designerdrogen. Zwar wurden die biopsychologischen und medizinischen Ausführungen nun kürzer gehalten; gleichwohl wird über Wirkungsweisen sowie eventuelle Folgen des Konsums berichtet.

Es ist vielleicht nicht überflüssig, darauf hinzuweisen, dass die beschriebenen Wirkungen und Nebenwirkungen der Rauschdrogen von potentiellen Konsumenten nicht als verbindliche Information über zu erwartende Effekte betrachtet werden dürfen; es findet sich diesbezüglich eine erhebliche Variationsbreite, die im knappen Rahmen nicht hinreichend charakterisiert werden kann.

Kurz zum gewählten Titel: Die behandelten Stoffe wären am treffendsten als psychotrope oder psychoaktive Substanzen zu bezeichnen, welcher Begriff lediglich Fachleute anspricht. Der sich zunächst anbietende Terminus Rauschgifte impliziert zu sehr das Toxische und Illegale; regelrecht giftig ist aber beispielsweise Cannabis nicht (auch wenn die Folgen chronischen Konsums sicher lange unterschätzt wurden), nicht einmal die Opioide sind es, wenn sie *lege artis* (z. B. mit sterilen Injektionsinstrumenten in für die Konsumenten angemessener Menge) appliziert werden. Viele der hier behandelten Substanzen sind auch nicht illegal (etwa Koffein, Kawa oder Betel). Rauschmittel wäre sicher ein vertrauterer Ausdruck; dann aber dürfte ein langes Kapitel über Alkohol nicht fehlen. Als Bezeichnung wurde schließlich Rauschdrogen gewählt, die in etwa die Wirkung charakterisiert und in gewisser Unbestimmtheit auf die unklare rechtliche Situation der Beschaffung hinweist.

Der Lesbarkeit zuliebe wurde weitgehend auf Belege im Text verzichtet. Nachdrücklich sei deshalb betont, dass viele Aussagen den Arbeiten v. a. von Geschwinde (2007), Parnefjord (2005), Rätsch (2002) oder Schmidbauer und vom Scheidt (2004) entnommen wurden, ohne die Quelle explizit kenntlich zu machen.

Mein Dank gilt Herrn Dr. Bollmann und A. von der Lahr vom Verlag C. H. Beck, I. Böschen und H. Singmann für Hilfe bei der Textgestaltung (in diesem Zusammenhang auch wie immer meinem Kollegen Reinhold Schwab), J. Sundag für Literaturrecherchen und meiner lieben Frau Carmen für ihr ewiges Verständnis.

Hamburg, im August 2008 *Thomas Köhler*

1 Rauschdrogen und ihre Wirkungen

1.1 Begriffsklärungen

Der nach längeren Überlegungen als Titel gewählte Begriff «Rauschdrogen» ist wenig genau definiert; auch die alternativ sich anbietenden Bezeichnungen «Drogen», «Rauschmittel», «Rauschgifte», «Suchtmittel» oder «psychotrope Substanzen» können den behandelten Gegenstand jedoch nur unzureichend charakterisieren.

Droge bezeichnet in der Pharmakologie im weiteren Sinne eine Zubereitung aus Pflanzen (zuweilen auch aus Tierbestandteilen); eine solche wäre beispielsweise Flos Chamomillae, Kamillenblüten, mit dem entzündungshemmenden Chamazulen als wichtigem Inhaltsstoff. Im engeren umgangssprachlichen Sinn wird darunter ein Rauschmittel verstanden; interessanterweise subsumiert die Umgangssprache das wichtigste und bekannteste Rauschmittel, nämlich Alkohol, nicht unter Drogen (ebenso wenig Nikotin und Koffein), sodass Droge im allgemeinen Verständnis weitgehend ein illegales Rauschmittel bedeutet. Da hier im Großen und Ganzen nur Substanzen besprochen werden, deren Konsum zu einer Art «Rausch» führt – ein solcher wäre bei Nikotin und den Sedativa (etwa den Benzodiazepinen) in aller Regel nicht gegeben –, trifft die Bezeichnung «Rauschdrogen» den gewählten Gegenstandsbereich besser; auch lässt es die implizierte assoziative Verbindung zu «Drogen» zweckmäßig erscheinen, ihr den Vorzug gegenüber dem neutraleren Ausdruck «Rauschmittel» zu geben. Die Bezeichnung «Rauschgifte», wie etwa in der Zusammensetzung «Rauschgiftdezernat» oder «Rauschgifttoter» zu finden, ist als missverständlich anzusehen. Rauschdrogen sind nämlich meist nicht stärker toxisch («giftiger») als andere Arzneien. Was die besondere Beachtung durch den Gesetzgeber begründet, sind ihre speziellen Effekte und insbesondere sich daraus ergebende

Betäubungsmittelgesetz (BtMG)

Das Betäubungsmittelgesetz, mit vollem Namen «Gesetz über den Verkehr mit Betäubungsmitteln», regelt den Umgang mit Betäubungsmitteln, speziell ihren Besitz und Handel; es löste 1972 das alte Opiumgesetz ab, welches dies nur für Opium und Stoffe mit ähnlichem Wirkungsspektrum (Opioide) leistete. Der Begriff Betäubungsmittel ist darin nicht klar definiert, sondern ergibt sich aus dem Anhang, der solche Substanzen auflistet. Dazu gehören neben Opioiden diverse Psychostimulantien wie Amphetamin und das zur Behandlung von ADHS eingesetzte Methylphenidat (etwa Ritalin®); letztere Substanzen wirken nicht betäubend im Sinne einer Herabsetzung von Empfindungen. Weiter aufgeführt sind bestimmte Halluzinogene wie LSD und Psilocybin, zudem Cannabis sowie einige Designerdrogen (etwa 3,4-MDMA = Ecstasy).

Die Betäubungsmittel werden in drei Kategorien eingeteilt: 1. nicht verkehrsfähige, 2. verkehrsfähige, aber nicht verschreibungsfähige, 3. verkehrs- und verschreibungsfähige. Letztere Gruppe umfasst Betäubungsmittel, die sich legal therapeutisch einsetzen lassen und mittels ärztlicher Rezepte in Apotheken zu erhalten sind. Dazu gehören viele zur Schmerzbekämpfung eingesetzte Opioide (z. B. Morphin, Pethidin, Methadon), Methylphenidat, zudem THC, Hauptwirkstoff von Cannabis, der zu einem Arzneimittel verarbeitet werden kann und u. a. gegen Erbrechen bei Chemotherapien eingesetzt wird. Die Verschreibung hat nach der Betäubungsmittel-Verschreibungsverordnung (BtMVV) zu erfolgen; dies bedeutet u. a., dass die Rezeptformulare von einer Behörde anzufordern sind, das ausgefüllte Rezept in mehreren Durchschlägen vorliegen muss und auf einem Einzelrezept lediglich die Verordnung einer Höchstmenge zulässig ist.

Zur zweiten Gruppe gehören Substanzen, die nicht selbst verschrieben werden dürfen, jedoch eventuell zur Herstellung verschreibungsfähiger Medikamente dienen. Nicht verkehrsfähige Substanzen dürfen überhaupt nicht in den Handel gebracht, geschweige denn verschrieben werden, so PCP oder 3,4-MDMA («Ecstasy»). Im Übrigen stellt der Konsum keiner Substanz eine Straftat dar, lediglich ihr Besitz und insbesondere ihr Vertrieb.

mögliche Abhängigkeitsentwicklungen («Süchte»). Da aber keineswegs alle Rauschdrogen zwangsläufig zur Sucht führen, manche – wie Alkohol, Kaffee oder einige andere – von vielen Personen sehr kontrolliert eingenommen werden, ist die Bezeichnung «Suchtmittel» für die hier behandelten Substanzen wenig sinnvoll. Auch «Betäubungsmittel» sind nicht oder nur teilweise Gegenstand der vorliegenden Monographie. In letztere Gruppe, die sich im Wesentlichen durch starke analgetische bzw. psychische Funktionen verändernde Wirkungen charakterisiert, gehören nämlich keineswegs alle Rauschdrogen. Dem Betäubungsmittelgesetz unterstellt sind insbesondere Opioide, Cannabinoide und viele Psychostimulantien, wohingegen diverse halluzinogene Drogen (wenigstens augenblicklich) nicht davon betroffen sind.

Dem deutschen Begriff Betäubungsmittel entspricht im angloamerikanischen Sprachgebrauch «narcotics»; auch damit werden nicht nur Narkotika, sondern allgemein «harte» Drogen bezeichnet. Präziser und inhaltlich weniger vorbelastet, jedoch umgangssprachlich höchst ungebräuchlich – letztlich auch für den hier betrachteten Gegenstand zu weit gefasst – ist der Terminus psychotrope (psychoaktive) Substanz, welcher auch in den klassifikatorisch-diagnostischen Systemen ICD-10 *(Internationale Klassifikation psychischer Störungen, Kapitel V (F))* und DSM-IV *(Diagnostisches und Statistisches Manual Psychischer Störungen)* verwendet wird.

1.2 Akute Substanzeffekte und ihre Mechanismen

Neurochemische Grundlagen

Die Wirkungen der psychotropen Substanzen, speziell auch der Rauschdrogen, lassen sich meist durch Eingriff in die Übertragung zwischen Nervenzellen erklären; häufig besetzen die Substanzen Stellen, die für natürliche Überträgerstoffe (Transmitter) vorgesehen sind (Rezeptoren), und ahmen dabei entweder die Transmitterwirkung nach (Agonisten, z. B. Morphin an Rezeptoren für endogene Opioide) oder verhindern diese (Antagonisten, etwa Phencyclidin = PCP an Rezeptoren für den Transmitter Glutamat).

Die Erregungsübertragung an Synapsen, Verbindungen zweier Nervenzellen, geschieht typischerweise chemisch, indem das zuerst erregte (präsynaptische) Neuron Überträgerstoffe (Neurotransmitter) in den synaptischen Spalt freisetzt, die zur anderen, der postsynaptischen Nervenzelle diffundieren und sich dort anlagern. Typischerweise benutzt jede Nervenzelle nur einen (niedrigmolekularen) Transmitter, nach dem sie sich klassifizieren lässt: So verwendet ein dopaminerges Neuron als einzigen Transmitter Dopamin, ein cholinerges allein Acetylcholin zur Übertragung. Zur Entfaltung ihrer Wirkung müssen sich die Neurotransmitter mit Proteinkomplexen der postsynaptischen Membran verbinden (den Bindungsstellen oder Rezeptoren). Diese sind für die einzelnen Transmitter spezifisch; man spricht deshalb z. B. von Dopamin- oder Acetylcholinrezeptoren (von denen fast immer mehrere Subtypen existieren). Besetzung der Rezeptoren durch Transmittermoleküle führt dann zur Öffnung von Ionenkanälen, meist indirekt, indem die Rezeptorbesetzung Vorgänge in der postsynaptischen Zelle auslöst, welche schließlich nach mehreren Schritten ebenfalls eine Öffnung der Ionenkanäle bewirken (nachgeschaltete Signaltransduktion). Im Falle hemmender Synapsen kommt es daraufhin zur Verstärkung der negativen Ladung an der postsynaptischen Zelle (Hyperpolarisation) und damit zu reduzierter Erregbarkeit; an erregenden Synapsen resultiert Verminderung der Negativierung mit der Folge gesteigerter Erregbarkeit (Depolarisation). An der postsynaptischen Nervenzelle enden weitere Neurone; die Summe der ankommenden erregenden oder hemmenden Impulse entscheidet, ob die postsynaptische Zelle feuert.

Die ausgeschütteten Transmitter müssen rasch wieder entfernt werden, um eine erneute Erregungsübertragung zu gewährleisten. Dies geschieht im Allgemeinen entweder durch Zerlegung der Moleküle im synaptischen Spalt (etwa bei Acetylcholin) oder durch Wiederaufnahme in das präsynaptische Neuron (Reuptake). Letztere Form der Inaktivierung ist charakteristisch für die Monoamintransmitter Dopamin, Noradrenalin und Serotonin. Durch Verhinderung der Wiederaufnahme lässt sich das postsynaptische Neuron zu erhöhtem Feuern veranlassen und die Transmitterwirkung verstärken (indirekter Agonismus); die Wirkung von Kokain beruht u. a. auf Reuptake-Hemmung für Dopamin und Noradrenalin. Die in das präsynaptische Neuron aufgenommenen Monoaminmoleküle können dort durch Abbau inaktiviert werden, was durch das Enzym Monoaminoxidase (MAO) geschieht; Hemmung von MAO führt damit ebenfalls zu erhöhtem Transmitterangebot und zu einem agonistischen Effekt. Neben der Reuptake-Blockade wird als Wirkmechanismus von Kokain (und Amphetaminen) MAO-Hemmung diskutiert.

Die meisten Transmitter können, abhängig von der Art des Rezeptors, sowohl erregend wie hemmend wirken. Eine Ausnahme macht Gamma-Aminobuttersäure (GABA), die immer hyperpolarisierend, also hemmend, wirkt. Ausschließlich erregend ist Glutamat; die Besetzung seiner verschiedenen Typen von Bindungsstellen (u. a. des sogenannten NMDA-Rezeptors) führt über vermehrten Einstrom von Kalziumionen zu erhöhter Erregbarkeit der postsynaptischen Zelle. Einige psychotrope Substanzen (so Phencyclidin) lagern sich NMDA-Rezeptoren an und blockieren den durch Glutamat hervorgerufenen Kalziumeinstrom, wirken also hemmend.

Generelle Effekte psychotroper Substanzen

Akute Effekte. Ihretwegen wird im Allgemeinen der Konsum begonnen; spezielle Bedeutung hat dabei die Euphorisierung, Hebung der Stimmung, wie sie bei Alkohol den meisten Menschen – übrigens durchaus auch dem einen oder anderen Tier – bekannt sein dürfte. Einige Substanzen wirken zudem anregend (psychostimulierend); dieser Effekt, der mit objektiver Leistungssteigerung und erhöhter Wachheit einhergehen kann, ist ebenfalls zuweilen Motiv für den Konsum, speziell von Kokain und Psychostimulantien (etwa Koffein). Auch der gegenteilige Effekt ist bei manchen psychotropen Stoffen (oder bei bestimmten Dosen oder bei gewissen psychischen Ausgangslagen) zu beobachten, nämlich Sedierung (Beruhigung), typischerweise verbunden mit Anxiolyse, Reduktion von Angst. Solche Wirkung haben speziell die Sedativa; auch Alkohol wirkt, v. a. in höheren Dosen bzw. bei nervöser Grundstimmung, sedierend-anxiolytisch.

Zahlreiche Substanzen, insbesondere Rauschdrogen, weisen halluzinogene Effekte auf, welche besser als psychedelische zu bezeichnen wären, weil es sich eher um Akzentuierung von Sinneseindrücken als um Erzeugung regelrechter unkorrigierbarer Wahrnehmungen nicht vorhandener Dinge handelt (siehe unten).

In der Regel wirken psychotrope Substanzen auf das vegetative Nervensystem, beeinflussen etwa Kreislaufaktivität, Verdauung oder Pupillenweite. Häufig werden diese Nebenwirkungen als störend empfunden, zuweilen jedoch gerade diese Effekte gesucht: So ist etwa die Appetit zügelnde Wirkung der Amphetamine oft Anlass für ihren Missbrauch. Vegetative Begleitreaktionen geben häufig Hinweise auf die Art der konsumierten Droge (etwa kleine Pupillen bei Opioideinnahme, weite u. a. nach Konsum von Kokain, Amphetaminen, Ecstasy, klassischen Halluzinogenen). Körperliche Nebenwirkungen sind häufig für die Todesfälle im Zusammenhang mit Drogenkonsum verantwortlich; so sterben Heroinabhängige nicht selten an Lähmung des Atemzentrums, Kokainkonsumenten an Herzrhythmusstörungen oder Schlaganfällen.

Verzögerte Wirkungen. Neben den akuten lassen sich bei Einnahme vieler Rauschdrogen verzögerte Effekte beobachten. Bekannt ist der Alkoholkater; am interessantesten sind die insbesondere bei Konsum von Halluzinogenen nicht seltenen «Flashbacks», das Wiedererleben der Drogeneffekte lange nach dem letzten Konsum.

Langfristige Effekte. Regelmäßige Einnahme psychotroper Substanzen über längere Zeit kann psychische und körperliche Veränderungen nach sich ziehen. Besonders bemerkenswert ist ein Nachlassen der Wirkung (Toleranz). Eng damit verknüpft ist das Auftreten von Entzugserscheinungen, also von Reaktionen, die sich nicht allein als fehlender Drogeneffekt erklären lassen, sondern Verhaltensweisen darstellen, die vor Konsumbeginn nicht vorhanden waren und auf drogeninduzierten neurochemischen Veränderungen basieren. Bekannt sind das eindrucksvolle Opioidentzugssyndrom sowie das zuweilen lebensbedrohliche Delirium tremens bei Alkoholentzug.

Ebenfalls eine Folge von Umbauprozessen als Reaktion auf die konstante Drogeneinwirkung ist das Abhängigkeitssyndrom (häufig als Sucht bezeichnet), welches durch Toleranz und Entzugssymptomatik sowie weitere Merkmale charakterisiert ist (Zwang, die Substanz zu konsumieren; mangelnde Kontrollfähigkeit bezüglich der Umstände und der Menge der Einnahme; Vernachlässigung anderer Interessen zu Gunsten des Konsums; fortgesetztes Konsumieren trotz körperlicher oder psychischer Schäden). Schließlich sind die bei fast allen Drogen mehr oder weniger stark auftretenden Organveränderungen nach längerer Einnahme zu nennen, die in der Regel nicht durch ihre psychotropen Effekte, sondern durch toxische Wirkungen anderer Natur bedingt sind, beispielsweise durch die zellzerstörende Wirkung von Alkohol. Diesbezüglich am bekanntesten sind Leberschäden und Veränderungen im Nervensystem als Folge chronischen Alkoholmissbrauchs.

Im Folgenden werden einige Substanzeffekte in ihren Mechanismen etwas genauer ausgeführt; dies geschieht in gewisser Vereinfachung und nur teilweise durch Quellenangaben belegt (siehe dazu Köhler, 2000, S. 19 ff., sowie die dort angeführte Literatur).

Euphorisierung und das mesotelencephale Belohnungssystem

Bei fast allen psychotropen Substanzen nachzuweisen ist eine euphorisierende Wirkung, also die Erzeugung einer angenehmen, «wohlig-fröhlichen» Stimmung, die gleichwohl in gewisser Weise als unnatürlich empfunden wird. Wilhelm Busch beschreibt es so treffend beim Raben Hans Huckebein, der soeben ein Likörglas geleert hat: «Ei, ei! Ihm wird so wunderlich, so leicht und doch absunderlich.» Diese Euphorisierung tritt bei allen im Weiteren beschriebenen Rauschdrogen auf, eher mild bei

Cannabis und Ecstasy, in Form eines schwallartigen, grenzenlosen Glücksgefühls beim Setzen einer intravenösen Heroinspritze oder beim Rauchen von Crack. Dank interessanter Tierexperimente ist mittlerweile sehr viel mehr über die beteiligten Hirnstrukturen und den dabei wirksamen Transmitter bekannt, nämlich Dopamin (welches etwas ungenau in der populärwissenschaftlichen Literatur als «Glückshormon» bezeichnet wird).

Als Mechanismus dieser Euphorisierung nimmt man nämlich verstärkte Feuerung dopaminerger Neuronen an, die von einer Struktur des Mesencephalons (Mittelhirns), dem ventralen Tegmentum, in das Telencephalon (Endhirn) ziehen; von besonderer Bedeutung scheinen dabei Bahnen zu sein, die am Nucleus accumbens enden, einem kleinen Kern an der Großhirnbasis. Dessen Besetzung ist offensichtlich jene Wirkung, die beispielsweise Tiere dazu veranlasst, sich die Substanzen selbst zu verabreichen (siehe dazu etwa Wise, 1998). Zerstörung dieser Bahnen führt in der Regel zur Beendigung der Selbstapplikation; eine ähnliche Wirkung hat die Blockade von Dopaminrezeptoren. Der Nucleus accumbens zusammen mit weiteren umgebenden Strukturen scheint auch das biologische Substrat des bis jetzt wenig genau definierten und verstandenen «Suchtgedächtnisses» zu bilden.

Nur bedingt geklärt ist, wie diese dopaminergen Bahnen zur Feuerung angeregt werden. Eine plausible Annahme ist, dass die Substanzen Rezeptoren an Mittelhirnneuronen besetzen und diese aktivieren; für Opioide ließen sich solche Bindungsstellen im ventralen Tegmentum nachweisen.

Sedierung

Viele Substanzen haben eine beruhigende, spannungslösende bzw. angstabbauende (anxiolytische) Wirkung, die gleichfalls für das Konsumverhalten maßgeblich sein kann, etwa von Alkohol. Als wichtiger Mechanismus dieser Sedierung wird Beeinflussung des kompliziert gebauten Rezeptors für den Transmitter GABA angenommen; dabei wird entweder die Wirkung von GABA verstärkt (etwa durch die Benzodiazepine), oder es erfolgt eine direkte Öffnung von Chloridkanälen durch die Substanz (wie mutmaßlich im Fall der Barbiturate, vielleicht auch des Alkohols). Daneben könnte Hemmung am NMDA-Rezeptor für den erregenden Transmitter Glutamat Mechanismus der Sedierung sein.

Auch andere Rauschdrogen haben eine sedierend-anxiolytische, affektiv-distanzierende Wirkung. Für viele Jugendliche ist beispielsweise der Stress des Schulalltags nur mittels ein wenig Cannabis im Pausenhof oder spätestens auf dem Heimweg zu ertragen. Der Mechanismus dieser Cannabiswirkung ist noch weitgehend unbekannt; zu vermuten ist, dass indirekt dabei ebenfalls das GABAerge System angeregt wird.

Antriebssteigerung

Steigerung der Aktivität und kurzfristige Leistungsverbesserung kommt gleichfalls als Substanzwirkung in Frage, so bei Kokain und Amphetaminen, welche lange (mehr oder weniger offiziell) speziell zu diesem Zwecke eingesetzt wurden; nicht ohne Grund werden diese gerne auch als «Partydrogen» eingenommen. Diese Antriebssteigerung dürfte auf einer Verstärkung der noradrenergen (eventuell auch der dopaminergen) Übertragung basieren. So setzen Amphetamine aus der präsynaptischen Zelle vermehrt die genannten Transmitter frei; Kokain wirkt u. a. als Reuptake-Hemmer für Dopamin sowie Noradrenalin und erhöht durch Verminderung des Abbaus deren Konzentration.

Halluzinogene und psychedelische Effekte

Einige psychotrope Substanzen, als bekannteste LSD, werden als Halluzinogene bezeichnet, weil durch sie hervorgerufene Halluzinationen lange als charakteristischer Effekt angesehen wurden. Mittlerweile kommt man von dieser Bezeichnung ab; in nicht allzu großen Dosen treten nämlich zwar Veränderungen der Wahrnehmung auf (etwa intensivere Farbempfindung), selten hingegen regelrechte (unkorrigierbare) Halluzinationen. Manche Autoren bevorzugen daher die Bezeichnung Psychedelika (die Seele Offenbarende), weil sie lebhafte (innere) Bilder, akzentuiertere Wahrnehmung, verändertes Raum- und Zeitgefühl und ungewohnte Körperempfindungen als die charakteristischen Drogeneffekte ansehen. Psychedelische Wirkungen kön-

Psychedelische Effekte, literarisch aufbereitet

Théophile Gautier über einen Cannabisrausch:
«Mein Körper schien sich aufzulösen und durchsichtig zu werden. Das Haschisch, das ich gegessen hatte, sah ich sehr deutlich in meiner Brust in Form eines Smaragds, der Millionen kleiner Fünkchen sprühte. Meine Augenlider verlängerten sich ins Unendliche und schienen wie Goldfäden auf kleinen elfenbeinernen Rollen, die sich ganz von allein mit einer verblüffenden Geschwindigkeit drehten.»

Thomas de Quincey über Opiumeffekte:
«Die Empfindungen des Raumes und der Zeit waren beide mächtig erregt. Gebäude und Landschaften erstanden vor mir in so ungeheueren Größenverhältnissen, wie das natürliche Auge sie nicht fassen kann. Der Raum schwoll an und erreichte unaussprechliche Ausdehnung. Dies aber beunruhigte mich nicht so sehr wie die ungeheure Ausdehnung der Zeit. Zuweilen war es mir, als hätte ich in einer einzigen Nacht 70 oder 100 Jahre gelebt.»

Aldous Huxley über ein Meskalinerlebnis:
«Ich blickte weiter auf die Blumen, und in ihrem lebendigen Licht schien ich das qualitative Äquivalent des Atmens zu entdecken – aber des Atmens ohne das wiederholte Rückkehren zu einem Ausgangspunkt, ohne ein wiederkehrendes Ebben; nur ein wiederholtes Fluten von Schönheit zu erhöhter Schönheit, von tiefer zu immer tieferer Bedeutung. Wörter wie Gnade und Verklärung kommen mir in den Sinn [...]»

(Sämtliche Zitate entnommen aus Schmidbauer und vom Scheidt, 2004.)

nen sich nicht nur bei Konsum der klassischen Halluzinogene LSD und Meskalin einstellen, sondern auch unter Einwirkung von Opioiden, Cannabis und (mit Einschränkungen) von gewissen Amphetaminderivaten (etwa MDMA = Ecstasy). Als Mechanismus diskutiert wird u. a. eine agonistische Wirkung an bestimmten Typen von Serotoninrezeptoren.

Tabelle 1.1 gibt einen Überblick zu den wesentlichen psychischen Effekten der Hauptgruppen psychotroper Substanzen, auch jener, welche hier nicht zur Darstellung kommen.

Tabelle 1.1 Unmittelbare psychische Effekte bei Konsum psychotroper Substanzen (vereinfacht nach Köhler, 2000, S. 25)

Substanz	Euphorisierung	Sedierung	Antriebs-steigerung	Halluzinogene Effekte
Alkohol	+	+	(+)	–
Opioide	++	+	–	(+)
Sedativa	(+)	++	–	–
Kokain	++	–	++	(+)
Psychostimulantien	++	–	++	(+)
Cannabis	+	+	(+)	+
Halluzinogene	+	–	(+)	++
Nikotin	+	+	+	–
Inhalantien	+	(+)	(+)	(+)

– tritt in der Regel nicht auf; (+) kann auftreten; + tritt mit gewisser Regelmäßigkeit auf; ++ tritt regelmäßig und stark auf

Vegetative und andere körperliche Effekte

Viele Substanzen wirken direkt oder indirekt auf das vegetative Nervensystem, sodass sich insbesondere kardiovaskuläre Veränderungen zeigen. So findet sich etwa nach Konsum von Kokain und Amphetaminen eine deutliche Sympathikusaktivierung mit Pulsbeschleunigung und Blutdruckerhöhung (neben Weitstellung der Pupillen), während beispielsweise Kauen von Betelnüssen, deren wichtigster Inhaltsstoff Arecolin Acetylcholinrezeptoren an vegetativen Organen besetzt, eher parasympathische Reaktionen hervorruft (etwa Blutdruckabfall und Pulsverlangsamung).

Nicht selten treten neurologische Symptome nach der Einnahme psychotroper Substanzen auf, speziell in höheren Dosen. Bekannt sind alkoholbedingte Gang- und Sprachstörungen oder Begleiterscheinungen von Ecstasy-, Kokain- oder Amphetaminkonsum; die Mechanismen sind nur bedingt geklärt: Wirkungen auf GABA- und Glutamatrezeptoren dürften hier ebenso eine Rolle spielen wie die direkte Schädigung von Neuronen.

1.3 Toleranz

Toleranzentwicklung bezeichnet das Phänomen, dass nach wiederholter Einnahme einer psychotropen Substanz bei gleicher Dosis die Wirkung geringer wird. Bei manchen Substanzen ist dies sehr ausgeprägt; so vertragen oft Opioidsüchtige ein Vielfaches der für Unerfahrene tödlichen Dosis.

Üblicherweise werden zwei Formen von Toleranz unterschieden: Bei der metabolischen (pharmakokinetischen) ist der Abbau der Substanz beschleunigt, womit ein geringerer Anteil an die Orte ihrer Wirkung gelangt; deutliche metabolische Toleranz tritt z. B. nach längerem Alkoholkonsum auf, indem abbauende Enzymsysteme aktiviert werden. Davon wird die funktionelle (zelluläre) Toleranz unterschieden, welche durch Veränderungen am Wirkungsort selbst (zumeist an den Synapsen) zu Stande kommt, etwa in Form reduzierter Anzahl bzw. Empfindlichkeit von Rezeptoren oder durch eine veränderte nachgeschaltete Signaltransduktion; die Opioidtoleranz ist im Wesentlichen funktioneller Art.

Sinnvollerweise ist davon eine dritte Toleranzform zu unterscheiden, welche wohl am besten als gegenregulatorische zu bezeichnen wäre. Hier werden Gegenregulationen auf anderer Ebene (nicht der Rezeptoren) entwickelt, welche dem Substanzeffekt entgegenwirken. So könnte sich im Sinne einer funktionellen Toleranz als Folge chronischer Kokaineinnahme mit Erhöhung der synaptischen Konzentration von Noradrenalin die Zahl der Noradrenalinrezeptoren an den Zellen der Gefäßmuskulatur reduzieren (und damit die Wirkung der Droge auf den Blutdruck geringer werden); es könnte aber auch von übergeordneten Zentren (etwa dem Kreislaufzentrum im Hirnstamm) eine Sollwertverstellung erfolgen, um den kokaininduzierten Blutdruckanstieg zu kompensieren. Diese gegenregulatorische Toleranz spielt möglicherweise eine wichtige Rolle für die Entzugssymptomatik und das Bedürfnis nach der Substanz: Hält die Gegenregulation länger als der Drogeneffekt an, sollte sich nach Abstinenz ein Ungleichgewicht einstellen, welches erst durch Substanzzufuhr beseitigt wird. Interessante Spekulationen gehen davon aus, dass diese Gegenregulation klassisch konditionierbar sein kann, d. h. schon angesichts von Stimuli einsetzt, die mit dem Drogenkonsum assoziiert sind, und unter diesen Bedingungen das Substanzverlangen verstärkt. Noch implikationsreicher ist die Überlegung, dass bei Abwesenheit der üblichen mit der Drogeneinnahme verbundenen Stimuli, z. B. bei Konsum an ungewohnten Örtlichkeiten, Substanzeffekte stärker sind, weil der konditionierte Anteil der Gegenregulation wegfällt.

Von den vielfältigen Effekten psychotroper Substanzen unterliegen nicht alle gleichmäßig der Toleranzentwicklung; zudem dürfte sich diese speziell für jene Wirkungen entwickeln, die für gewisse Zeit der Einnahme relevant waren (etwa Toleranz gegenüber der analgetischen Wirkung von Opioiden speziell dann, wenn sie zur Schmerzbekämpfung eingesetzt werden).

1.4 Entzugssymptomatik

Wird nach längerer und regelmäßiger Substanzeinnahme die Menge reduziert oder der Konsum völlig eingestellt, können eindrucksvolle (mitunter lebensbedrohliche) Entzugssymptome auftreten; sie lassen sich im Allgemeinen durch erneute Zufuhr der Substanz beseitigen. Ausbildung von Entzugserscheinungen und Toleranzentwicklung sind häufig (aber nicht zwingend) gekoppelt.

Die eigentlichen Entzugssymptome sind von Reboundphänomenen zu unterscheiden, d. h. von Symptomen, zu deren Beseitigung die Substanz eingesetzt wurde und die nach Abstinenz zurückkehren. Beispiele dafür sind das Wiedereinsetzen von Schlafstörungen nach Absetzen eines Schlafmittels oder Aufkommen von Müdigkeit und Schlafbedürfnis, die durch Amphetamine unterdrückt wurden und nach Ende des Konsums voll ausbrechen. Echte Entzugssymptome stellen hingegen körperliche Neubildungen dar, welche vor Substanzkonsum nicht vorhanden waren und sich erstmalig bei Abstinenz nach längerer Einnahme zeigen. Eindrucksvolles Beispiel dafür sind epileptische Anfälle, die bei diesbezüglich nie belasteten Personen nach Absetzen von Alkohol- oder Benzodiazepinen auftreten können.

Die Entstehung der Entzugssymptomatik ist nur bedingt geklärt. Anzunehmen ist, dass durch die konstante Substanzzufuhr der Organismus Gegenmaßnahmen entwickelt hat (entweder auf Rezeptorebene oder an anderer Stelle eines Regelkreises), sodass bei Fehlen der Substanz ein nicht sofort zu kompensierendes Ungleichgewicht entsteht.

1.5 Abhängigkeit und ihre Grundlagen

Sinnvoll ist die Unterscheidung zwischen schädlichem Gebrauch (Missbrauch) von Substanzen und regelrechter Abhängigkeit; beiden Phänomenen dürften auch unterschiedliche Prozesse zu Grunde liegen.

Für die Entstehung von Abhängigkeit wurden verschiedene, nur bedingt befriedigende Erklärungsansätze entwickelt. Lerntheoretische Modelle betonen einerseits den positiv verstärkenden Effekt der Drogeneinnahme (im Sinne einer angenehmen Wirkung); zum anderen wird angenommen, dass der Substanzkonsum über die Vermeidung oder Beendigung einer Entzugssymptomatik negativ verstärkend wirkt. Dieses Modell greift insofern zu kurz, als dies für alle Personen gelten müsste, die mit den Substanzen einmal Bekanntschaft gemacht haben, während erfahrungsgemäß lediglich ein kleiner Teil abhängig wird. Auch werden nicht wenige Abhängige wieder rückfällig, wenn nach Monaten oder Jahren der Körper entgiftet ist und die Vermeidung von (unmittelbaren) Entzugsymptomen als Einnahmemotiv wegfällt; zudem stellt der Rückfall in das Suchtverhalten mit den verbundenen Konsequenzen in aller Regel einen stark aversiven Stimulus dar, führt also zu unangenehmen Empfindungen, welche die angenehmen Effekte der Drogeneinnahme weitaus kompensieren sollten. Die Theorie hätte also allemal noch zu erklären, warum bei bestimmten Personen die Drogeneffekte so stark sind, dass ihnen gegenüber alle anderen Konsequenzen in den Hintergrund treten.

Wenig überzeugend belegt – wenn auch sehr populär – ist die

psychoanalytische These einer oralen Persönlichkeitsstruktur bei Abhängigen. Unbestreitbar bestehen gewisse Beziehungen zwischen Persönlichkeits- und Verhaltensmerkmalen einerseits und Suchtverhalten andererseits. Gehäuft kommt Substanzmissbrauch bei antisozialen Persönlichkeitsstörungen vor; auch depressive Störungen oder Ängste sind oft mit dem Konsum psychotroper Substanzen assoziiert, speziell von Sedativa. Die Einnahme dürfte dabei hauptsächlich einen Versuch der Selbststimulation oder Selbstmedikation darstellen.

Biologische Modelle führen die Suchtanfälligkeit vornehmlich auf eine genetische Disposition zurück, welche sich in besonderer Empfänglichkeit für die positiven Wirkungen der Substanz bzw. als Unempfindlichkeit für ihre aversiven Effekte manifestieren könnte. Da wesentliche Drogenwirkungen über das dopaminerge System vermittelt werden, liegt es zudem nahe, bei Substanzabhängigen Besonderheiten von jenen Genen anzunehmen, welche die Ausbildung von Rezeptoren für besagten Transmitter determinieren. Diese Personen wären dadurch gekennzeichnet, dass das Belohnungssystem durch die üblichen Stimuli (Essen, Fernsehen usw.) nicht genügend angeregt wird, weshalb zusätzliche Stimulierung gesucht wird.

Die Therapie der Substanzabhängigkeit kann hier nur äußerst summarisch, mit Beschränkung auf biologische Verfahren, skizziert werden. An erster Stelle sollten die Beendigung des Konsums und Entgiftung stehen, die Entfernung der psychotropen Substanz aus dem Körper. In vielen Fällen ist dabei mit Entzugsymptomen zu rechnen, die häufig medikamentös behandelt werden müssen. Idealerweise nur anfänglich – bei einem Großteil der Süchtigen jedoch de facto für Jahre oder gar ein Leben lang – führt man eine Substitutionstherapie durch, wobei ein verwandter Stoff verabreicht wird (etwa das oral wirksame Methadon statt des hauptsächlich intravenös applizierten Heroins) oder die Substanz in anderer Darreichungsform angeboten wird (beispielsweise Nikotin als Pflaster oder Kaugummi statt im Tabak).

Nach abgeschlossener Entzugstherapie gilt es insbesondere, den Rückfall zu verhindern; dabei kommen zunehmend Anti-

Craving-Medikamente zum Einsatz, Stoffe, welche die Gier (das «Craving») nach der Substanz verhindern sollen (im Falle von Alkohol etwa Acamprosat). Seltener werden heute aversiv wirksame Medikamente eingesetzt, die bei erneuter Einnahme der Substanz zu unangenehmen körperlichen Reaktionen führen und so den Rückfall verhindern sollen.

2 Opioide: Opium und seine synthetischen Verwandten

Die Opioide (Opiate) sind nach wie vor der Prototyp der Rauschdrogen; wie erwähnt, wurde das Betäubungsmittelgesetz bis 1972 als «Opiumgesetz» bezeichnet und regelte ausschließlich den Umgang mit dieser Substanzgruppe. An ihnen lassen sich auch gut allgemeine Fragen des Rauschdrogenkonsums exemplarisch darstellen.

2.1 Definition und Einteilung

Als Opioide («Opiumartige») werden im Allgemeinen Stoffe bezeichnet, welche in ihren pharmakologischen Effekten dem Morphin gleichen, dem Hauptalkaloid des Opiums; in einer exakteren Definition fasst man unter diesem Begriff Substanzen zusammen, die ihre Wirkung über die Stimulierung endogener Opioidrezeptoren entfalten. Die klanglich angenehmere Bezeichnung «Opiate» ist insofern nicht ganz korrekt, als viele dieser Substanzen, beispielsweise Methadon oder Fentanyl, chemisch nicht einmal entfernte Ähnlichkeit mit den Opiumalkaloiden haben und ohne Verwendung von Opiumprodukten hergestellt werden.

Hinsichtlich ihrer Herkunft lassen sich die Opioide in vier Klassen einteilen: natürliche Opioide (natürliche Opiate), halbsynthetische Opioide, welche durch chemische Behandlung natürlicher Opiate entstehen, zudem die vollsynthetischen und schließlich die endogenen Opioide; Letztere haben, wenigstens augenblicklich, weder als Medikamente noch als Genussdrogen Bedeutung, sind aber theoretisch von großem Interesse, weil an den für sie im Körper vorgesehenen Bindungsstellen die Opioide der anderen Gruppen, die sogenannten exogenen, ansetzen.

Natürliche Opiate sind Alkaloide des Opiums mit morphinähnlicher Wirkung; dazu gehört Morphin selbst, zudem Codein, welches v. a. in Hustensäften therapeutisch zur Anwendung kommt, dabei aber auch deutlich euphorisierende Wirkung hat. Manche Erwachsene erinnern sich noch gut, als Kind ausgesprochen gerne Hustensäfte eingenommen und sich danach sehr heiter gefühlt zu haben. Zahlreiche Süchtige decken ihren Opioidbedarf hauptsächlich mit Codein, und immer wieder wird von Einbrüchen in Apotheken berichtet, wobei außer Bargeld sämtliche Hustenmittel fehlen. Sowohl Morphin wie Codein zeigen die typische Alkaloidstruktur (siehe Kasten *Alkaloide* in Kapitel 3). Das ebenfalls im Schlafmohn enthaltene krampflösende Alkaloid Papaverin besitzt keine psychotropen Eigenschaften.

Die natürlichen Opiate werden aus Rohopium gewonnen, dem getrockneten Milchsaft, welcher beim Ritzen der unreifen Samenkapsel des Schlafmohns (Papaver somniferum) austritt; er nimmt nach kurzer Zeit durch Oxidation die Gestalt einer bräunlichen Masse an. Opium wird bekanntlich selbst als psychotrope Substanz verwendet, zuweilen auch als Medikament eingesetzt. Legt man Rohopium in Alkohol, so erhält man Tinctura opii, die zur Ruhigstellung des Darms eingesetzt werden kann.

Der an Alkaloiden reiche Papaver somniferum (Schlafmohn) wird bevorzugt in warmen Gebieten Asiens angebaut, häufig auf Hochebenen, so in der Grenzregion Thailand/Burma/Laos («Goldenes Dreieck»), in Afghanistan oder in Kleinasien; der in Europa, z. B. auf dem Balkan, kultivierte Schlafmohn ist im Allgemeinen weniger alkaloidhaltig.

Auch hierzulande wächst der rote Klatschmohn (Papaver rhoeas), zudem diverse Formen von Ziermohn als Gartenpflanzen. Klatschmohn gilt als morphinfrei, dürfte aber andere psychoaktive Alkaloide enthalten; in weiteren Mohnarten findet sich Morphin nur in sehr geringen Mengen. Die für Kuchen verwendeten Mohnkörner stammen zwar aus Papaver somniferum, jedoch aus den reifen, wesentlich weniger alkaloidhaltigen Samen (während Opium aus der unreifen Kapsel gewonnen wird).

Halbsynthetische Opioide lassen sich durch chemische Behandlung natürlicher Opiate gewinnen. Bekanntestes Beispiel ist Diacetylmorphin (Diamorphin), welches durch eine einfache chemische, in primitivsten Einrichtungen («Waschküchenlabors») durchzuführende Reaktion entsteht (nämlich durch eine Veresterung der beiden Hydroxylgruppen des Morphins mittels Essigsäure). Durch die Acetylgruppen ist Diamorphin in hohem Maße fettlöslich und überwindet daher gut die Blut-Liquor-Schranke, gelangt also sehr vollständig und insbesondere rasch ins Hirngewebe. Der entstehende Stoff wurde Ende des 19. Jahrhunderts von der Firma Bayer unter dem Handelsnamen Heroin auf den Markt gebracht und großzügig therapeutisch eingesetzt, etwa als Husten- und Beruhigungsmittel, zudem para-

Geschichte des Opiumanbaus und -gebrauchs

Hier ist keineswegs alles geklärt: Dies beginnt schon mit dem Namen, der sich nach einigen Historikern von dem griechischen Wort *opós* (Saft), mit dem Diminutiv *ópion* («Säftlein»), herleitet, nach anderen vom Sanskritwort *apena* kommt, was Mohnsaft bedeutet. Umstritten ist auch, ob die Heimat des Schlafmohns wirklich die griechisch-kleinasiatische Küste ist oder ob sich sein Herkunftsgebiet mit einer seiner heutigen Hauptanbauregionen deckt, nämlich Zentralasien.

Gesichert ist, dass die Substanz etwa seit dem 4. vorchristlichen Jahrhundert in die Heilkunde des Mittelmeerraums Eingang fand. Im Mittelalter und in der frühen Neuzeit kam sie häufig als wichtiger Bestandteil der (schon in der Antike bekannten) wundersamen, aber auch nebenwirkungsreichen Mischarznei Theriak zur Anwendung und scheint mit dieser zeitweise an Bedeutung verloren zu haben. Ein breiterer Einsatz erfolgte erst später wieder in der Form Laudanum, einer Tinctura opii entsprechenden Mischung von Opium in Alkohol. Dieses Laudanum wurde zu Beginn des 19. Jahrhunderts sehr freigiebig verordnet und gegen vergleichsweise harmlose Beschwerden eingenommen, so von einigen Dichtern der Romantik (siehe Kasten *Opium und die Dichter*). 1806 gelang dem Apotheker Friedrich Wilhelm Sertürner, Morphin als wichtigstes Alkaloid des Opiums zu isolieren; nachdem Mitte des 19. Jahrhunderts schließlich die Technik der Injektion mittels Spritzen entwickelt worden war, verdrängte das wesentlich exakter dosierbare Morphin Opium weitgehend aus der Heilkunde.

doxerweise zur Behandlung der Morphinabhängigkeit. Auf dem Drogenmarkt hat Diamorphin (welches inkorrekt mit dem an sich geschützten Handelsnamen «Heroin» bezeichnet wird) nach wie vor Bedeutung. Ein weiteres halbsynthetisches Opioid (aus dem Opiumalkaloid Thebain gewonnen) ist Buprenorphin, das auch zur Substitutionstherapie eingesetzt wird.

Vollsynthetische Opioide werden labortechnisch ohne Rückgriff auf Opiumalkaloide hergestellt und besitzen bestenfalls geringe chemische Ähnlichkeit mit Morphin. Das bekannteste synthetische Opioid ist Methadon. Weiter zu nennen sind das hauptsächlich intravenös zur Analgesie (Schmerzlinderung) im Rahmen operativer Eingriffe eingesetzte Fentanyl sowie Pethidin (Dolantin®), zudem Pentazocin (Fortral®). Ein synthetisches Opioid, das nicht dem Betäubungsmittelgesetz unterliegt, ist Tramadol (z. B. Tramal®). Die Substanzen wirken in komplizierter Weise unterschiedlich auf die einzelnen Typen von Opiatrezeptoren (siehe unten). Auch die in Abschnitt 8.2 beschriebenen Designeropioide gehören in diese Gruppe.

Angesichts der Wirkung von Opiatantagonisten lag die Vermutung nahe, dass sich die therapeutisch eingesetzten Opioide an spezifische Rezeptoren anlagern, was wiederum die Suche nach endogenen Liganden anregte, also körpereigenen Substanzen, die dort normalerweise andocken und Wirkung entfalten. Mittlerweile ist es gelungen, solche zu isolieren; sie werden als endogene Opioide, in starker Vereinfachung oft als Endorphine (endogene Morphine) bezeichnet – Endorphine stellen wie Dynorphine und Enkephaline nur eine Untergruppe der endogenen Opioide dar. Die Leistungsfähigkeit dieses «endogenen Opioidsystems» ist nicht zuletzt genetisch bestimmt. Kampfhunde mit teilweise extremer Schmerzunempfindlichkeit – welche durch spezielle Züchtungen immer weiter gesteigert wird – dürften ein sehr starkes Opioidsystem besitzen.

Einige endogene Opioide werden in Nervenzellen produziert und fungieren als Neurotransmitter. Andere, wie etwa β-Endorphin, werden in der Hypophyse gebildet und zeigen eher Hormoncharakteristika, gelangen also auf dem Blutweg an ihre Wirkungsorte. Keineswegs klar ist, ob die relativ großen Mole-

Opiatrezeptoren

Mittlerweile kennt man verschiedene Typen von Opiatrezeptoren, an die sich sowohl endogene wie «exogene» Opioide unterschiedlich stark anlagern können: Deutlich vereinfacht (und etwas ungenau), unterscheidet man zum einen den μ-Rezeptor, der v. a. im limbischen System zu finden ist und dessen Stimulation offenbar einen stark euphorisierenden Effekt hat, den δ-Rezeptor, welcher vornehmlich im Rückenmark lokalisiert ist und u. a. für die Analgesie (die Hemmung der Weiterleitung in den Schmerzbahnen) verantwortlich ist, und schließlich den κ-Rezeptor. Letzterer findet sich gehäuft im Atemzentrum des Hirnstammes; seine Besetzung ist wahrscheinlich wesentlich für die atemdepressorischen Effekte der Opioide verantwortlich.

Anzustreben ist die Entwicklung von Opioiden, die möglichst spezifisch nur einen der Rezeptortypen besetzen. Wird Euphorisierung angestrebt (wie im Rahmen der Substitutionstherapie), so sollte speziell der μ-Rezeptor aktiviert werden, während ein nicht süchtig machendes Analgetikum selektiv am δ-Rezeptor anzugreifen hätte.

küle liquorgängig sind, also überhaupt in das Zentralnervensystem gelangen. Annahmen, der analgetische Effekt von Akupunktur oder von Placebomedikation beruhe auf der Ausschüttung endogener Opioide, gehören augenblicklich in den Bereich der (zweifellos interessanten) Spekulation.

Tabelle 2.1 Einteilung der Opioide (nach Köhler, 2000, S. 77)

Klasse	Vorkommen und Gewinnung	Beispiele
natürliche Opioide	kommen im Schlafmohn vor	Morphin, Codein
halbsynthetische Opioide	durch chemische Behandlung natürlicher Opioide	Diacetylmorphin (Heroin), Hydromorphon, Buprenorphin
vollsynthetische Opioide	Herstellung im Labor ohne Rückgriff auf natürliche Opioide	Methadon, Fentanyl, Pethidin
endogene Opioide	im Körper produziert	Enkephaline, Endorphine

2.2 Aufnahme und Verstoffwechselung

Die (exogenen) Opioide werden in der Regel im Verdauungstrakt problemlos resorbiert, könnten also prinzipiell oral verabreicht werden. Allerdings erfahren die meisten eine mehr oder weniger ausgeprägte «präsystemische Elimination», indem die von der Pfortader in die Leber transportierten Substanzen dort sofort abgefangen und inaktiviert werden («First-Pass-Effekt»). Durch Sniffen oder Spritzen (wie u. a. von Heroin) bzw. durch Rauchen (wie von Opium oder Heroin) versucht man, diese präsystemische Elimination zu umgehen. Keinem solchen Effekt unterliegen Methadon und Buprenorphin, die sich somit für die orale Verabreichung eignen, ein Vorteil im Rahmen der Substitutionstherapie.

Rohopium wird zumeist in Pfeifen geraucht, seltener gegessen. Heroin wird typischerweise – nach Auflösen unter ritualisiertem Aufkochen in einem Löffel – intravenös injiziert, wobei die Gefahr von Begleitinfektionen hoch ist. Darüber hinaus kann es geschnupft oder geraucht werden. Bei der letztgenannten, zunehmend verbreiteten Applikationsform wird häufig Heroin auf Stanniolpapier erhitzt und die Dämpfe inhaliert («ein Blech durchziehen»).

Die analgetisch wirksamen Opioide werden großteils gespritzt (bei schwersten Schmerzzuständen oft mittels einer kontinuierlichen oder vom Patienten bei Bedarf zu aktivierenden Pumpe); einige können auch oral aufgenommen werden. Weitere Applikationsformen sind Suppositorien (Zäpfchen) oder Heftpflaster (z. B. Fentanylpflaster bei Tumorschmerzen).

Bekanntlich unterliegen die weitaus meisten Opioide dem Betäubungsmittelgesetz (BtMG). Ausnahmen machen augenblicklich codeinhaltige Hustensäfte, zudem Tramadol (z. B. Tramal®) und Valoron N® (bzw. andere Präparate dieser Zusammensetzung).

Opioide werden durch die Leber inaktiviert, die Abbauprodukte durch Niere oder Galle ausgeschieden. Die Halbwertszeit ist meist kurz, was bei der Schmerztherapie zu berücksichtigen ist.

Opiatantagonisten

Darunter werden Stoffe verstanden, welche die Wirkungen von Opioiden ganz oder teilweise aufheben, mutmaßlich durch deren Verdrängung an Opioidrezeptoren. Die wichtigsten sind Naloxon und Naltrexon.

Naloxon (Narcanti®) wird, vorzugsweise intravenös gespritzt, als Antidot (Gegenmittel) bei Opioidvergiftung gegeben, speziell bei substanzbedingter Atemdepression. Bei Opiatkonsumenten führt Naloxon zum Entzugssyndrom; hingegen zeigt die Gabe bei nicht Abhängigen wenig Wirkung; dies könnte bedeuten, dass die Rezeptoren im Normalfall nicht von endogenen Opioiden besetzt sind. Naloxon wirkt nicht euphorisierend – bewirkt sogar eher das Gegenteil; das Missbrauchspotential ist somit als gering anzusehen.

Die typische Indikation des oral verabreichten Naltrexon (Nemexin®) ist nicht akute Behandlung von Opiatüberdosierungen, sondern die Entwöhnung (Verhinderung des «Craving») in Abstinenzphasen. Bei konsumierenden Opiatabhängigen führt Gabe von Naltrexon zur Entzugssymptomatik; auch hier ist Missbrauch nicht zu erwarten.

2.3 Unmittelbare Effekte

Die im direkten Anschluss an die Opioidaufnahme eintretenden Wirkungen sind mittlerweile gut verstanden. Sie kommen im Wesentlichen zustande durch Anlagerung an Opiatrezeptoren, also an Bindungsstellen, welche im Körper eigentlich für die oben erwähnten endogenen Opioide vorgesehen sind. Die «exogenen Opioide» (etwa Morphin, Heroin, Methadon) rufen dabei typischerweise ähnliche (aber sehr viel stärkere) Veränderungen hervor, als es die Besetzung durch endogene Opioide leistet (sogenannter Agonismus). Einige (wie das zur Substitutionsbehandlung eingesetzte Buprenorphin) haben auch partiell antagonistische Effekte, blockieren also zugleich bestimmte Typen von Opiatrezeptoren – womit oft störende, sonst übliche Nebeneffekte der Opioide (etwa die gefürchtete Atemdepression) mehr oder weniger ausbleiben.

Wirkungen und angenommene Mechanismen sind im Einzelnen:

Analgesie. Unter therapeutischen Aspekten ist der schmerzlindernde Effekt der bedeutendste; er kommt zum einen durch Bindung an Rezeptoren in Hirnarealen zu Stande, die für die Weiterleitung und Verarbeitung von Impulsen aus den afferenten (aufsteigenden) Schmerzbahnen zuständig sind, etwa im Thalamus und Teilen des limbischen Systems. Der wichtigere Mechanismus dürfte jedoch die Hemmung der synaptischen Übertragung vom ersten auf das zweite Neuron der Schmerzbahn im Rückenmark sein. Endogene Opioide spielen insofern eine wesentliche Rolle im absteigenden schmerzhemmenden System, als sie die Übertragung der aufsteigenden Schmerzbahnen an den Synapsen im Rückenmark kontrollieren; exogene Opioide wie Morphin oder Methadon besetzen diese Rezeptoren und behindern (erheblich stärker als endogene Opioide) die synaptische Übertragung. Zudem dürften diese Substanzen die Zentren des absteigenden schmerzhemmenden Systems aktivieren.

Euphorisierung. Es handelt sich um die für die Suchtentwicklung wichtigste Wirkung. Sie stellt sich selten bei einmaliger analgetischer Behandlung ein – nicht wenige reagieren hierbei eher dysphorisch –, kann aber im Laufe wiederholter Injektionen bei disponierten Personen stärker werden. Die Bindung an Opiatrezeptoren ist (indirekt) euphorisierend; nach ihrer Besetzung scheint es zu verstärkter Ausschüttung von Dopamin aus Bahnen des Belohnungssystems zu kommen, die vom Mittelhirn ausgehend an verschiedenen Strukturen, speziell am Nucleus accumbens, enden (siehe Abschnitt 1.2). Gut zu dieser Theorie passt die große Dichte von Opiatrezeptoren im Mittelhirn.

Eine spezielle Form der Euphorisierung stellt das kurz nach intravenöser Heroininjektion eintretende, typischerweise einige Minuten anhaltende exzessive Hochgefühl («Flash», «Rush», «Kick») dar; es ist dadurch zu erklären, dass die beiden dem Ausgangsprodukt Morphin durch die chemische Behandlung angefügten Acetylgruppen ein sehr viel rascheres Eindringen ins Hirngewebe gestatten.

Sedierung und Anxiolyse. Wegen dieser Effekte werden die Opioide auch zur Gruppe der Narkotika, der sedierenden und betäubend wirkenden Stoffe, gerechnet. Als Mechanismus diskutiert man die Besetzung von Rezeptoren in bestimmten Teilen des Hirnstamms, nämlich in der den Wachheitszustand regulierenden Formatio reticularis.

Hemmende Wirkung auf Husten- und Atemzentrum. Opioide haben eine stark dämpfende Wirkung auf das Hustenzentrum, was zur Unterdrückung des Hustenreizes benutzt wird; zahlreiche Hustensäfte enthalten Codein, und es wurde schon erwähnt, dass auf Grund der gleichzeitigen Euphorisierung solche Medizin nicht nur bei Kindern recht beliebt ist. (Auch Heroinsaft war ursprünglich u. a. ein Hustenmittel.) Bei schwerer Intoxikation mit Opioiden kann es zur Dämpfung bzw. Lähmung des an Opiatrezeptoren reichen Atemzentrums kommen, was eine oft tödliche Atemdepression zur Folge hat («Goldener Schuss»).

Weitere Effekte. Charakteristisch ist die Verengung der Pupillen auch in der Dunkelheit (Miosis; «Steckies» im Szenejargon), was meist recht eindeutig auf Opioidkonsum hinweist (wobei allerdings die gleichzeitige Einnahme anderer, Pupillen erweiternder Substanzen wie Kokain oder Amphetamine den Sachverhalt kaschieren kann).

Zudem wirken Opioide tonussteigernd auf die glatte Muskulatur im Magen-Darm-Trakt; die Wirksamkeit von Tinctura opii gegen Durchfallerkrankungen dürfte auf einer spastischen Obstipation beruhen. Das bei solchen Unpässlichkeiten («Reise-Diarrhöen») zur Behandlung sehr verbreitete, mittlerweile sogar rezeptfrei erhältliche Loperamid (z. B. Imodium®) wirkt ebenfalls auf Opioidrezeptoren (allerdings, zumindest bei Erwachsenen, vorwiegend im Magen-Darm-Bereich). Umgekehrt ist Verstopfung mit der eventuellen Folge einer Darmlähmung eine gefürchtete Nebenwirkung der Schmerztherapie mit Opioiden.

Darüber hinaus können Opioide durch die Besetzung von Rezeptoren in der Area postrema (dem «Brechzentrum» im Hirnstamm) Übelkeit und Erbrechen hervorrufen; dieser Effekt verliert sich aber meist nach häufigerem Gebrauch.

Tabelle 2.2 Wirkungen von Opioiden und ihre Mechanismen (nach Köhler, 2000, S. 82)

Effekt	Wirkmechanismen
Analgesie	Dämpfung der Überleitung vom 1. zum 2. Neuron der Schmerzbahn durch Besetzung von Opiatrezeptoren im Rückenmark bzw. Mittelhirn; möglicherweise auch Wirkung in Thalamuskernen
Euphorisierung	Aktivierung dopaminerger Bahnen zum Nucleus accumbens (über Besetzung von Opiatrezeptoren im Mittelhirn?); evtl. weitere direkte Effekte im limbischen System
Sedierung (Anxiolyse)	unklar; Besetzung von Rezeptoren in der Formatio reticularis?
hustenstillender Effekt	Dämpfung des Hustenzentrums (Besetzung von Opiatrezeptoren)
atemdepressorische Wirkung	Dämpfung über Besetzung von Opiatrezeptoren im Atemzentrum
Übelkeit und Erbrechen	Besetzung von Opiatrezeptoren in der Area postrema
Miosis	Besetzung von Opiatrezeptoren an Hirnnervenkernen
Wirkungen am Darm (verminderte Peristaltik)	Besetzung von Opiatrezeptoren an Vaguskernen bzw. der Darmmuskulatur

Opioidintoxikationen sind in Reinform mittlerweile selten zu beobachten, da es ausschließliche Opioidkonsumenten (wie früher die in den Heilberufen nicht seltenen Morphinsüchtigen) kaum noch gibt; viele der Opioidabhängigen konsumieren weitere Stoffe (z. B. Amphetamine, Kokain). Sieht man von dem bei der intravenösen Heroininjektion sich kurzzeitig einstellenden exzessiven Hochgefühl ab, so ist das Bild für die verschiedenen

Opium und die Dichter

Nachdem Opium in der praktikablen Zubereitung Laudanum (als Gemisch von Opium und Alkohol, beispielsweise Wein) zur Behandlung auch weniger ernster Beschwerden etwa seit dem 17. Jahrhundert breiter zur Verfügung stand, wurde es vielfach wegen seiner psychoaktiven Effekte konsumiert. Es verwundert nicht, dass die Dichter der Romantik mit ihrer Neigung zu Irrationalismus und Träumerei diesen Effekten in hohem Maße aufgeschlossen waren; einige von ihnen waren unzweifelhaft opiumsüchtig.

Dies gilt besonders für den englischen Dichter Thomas de Quincey (1785–1859), dem im Rahmen von Zahnschmerzen der Gebrauch von Laudanum empfohlen wurde – der historischen Gerechtigkeit halber ist anzumerken, dass damals wirksame andere Analgetika wie Acetylsalicylsäure (z. B. Aspirin®) noch nicht zur Verfügung standen. Daraus entwickelte sich im Laufe der Jahre, gefördert durch Gemütsverstimmungen, ein erheblicher Missbrauch mit extrem hohen Tagesdosen. In den berühmten *Bekenntnissen eines englischen Opiumessers* (*Confessions of an English Opium-Eater*, 1821) schildert de Quincey die euphorisierenden und mild psychedelischen, eine träumerische Stimmung induzierenden Effekte; die Schrift dürfte zahlreiche Personen zum Konsum angeregt haben – obwohl der Autor deutlich die Schattenseiten der Abhängigkeit betont.

Mehr oder weniger starke Opiumkonsumenten waren die englischen romantischen Dichter Coleridge, Shelley, Keats und Byron. Größere Mengen an Opium nahm auch – wenigstens zeitweise – Friedrich Schlegel; Novalis, der die Wirkung des Mohnes bzw. des Mohnsaftes (also von Laudanum) preist und den Einfluss der Droge auf seine geistigen Produktionen hervorhebt, war über die letzten Jahre seines kurzen Lebens regelrecht abhängig. Die phantastischen Dichtungen von E. T. A. Hoffmann und E. A. Poe sind wohl gleichfalls unter Opiumwirkung entstanden; beide waren zudem schwer alkoholsüchtig.

Ein beeindruckendes literarisches Zeugnis der Opiumeffekte ist die 1930 erschienene Schrift *Opium. Journal d'une désintoxikation (Tagebuch einer Entziehung)* des lebenslang abhängigen Jean Cocteau, die deutlich seine ambivalente Einstellung zur Droge zeigt.

Opioide nicht wesentlich verschieden, hängt jedoch stark von den Erfahrungen und Erwartungen der Konsumenten ab.

Mit diesen Einschränkungen lässt sich die akute Intoxikation etwa so charakterisieren: gehobene euphorische Stimmung bei Entspanntheit, Nachlassen von Angst und Anspannung, zudem gewisse psychedelische Effekte wie leichteres Fließen von Gedanken und intensivere Wahrnehmungen, eventuell sexuell gefärbte Visionen und Phantasien, dies häufig bei uneingeschränkter Verstandestätigkeit. Im Anschluss an den Rausch wird oft ein mehrstündiger Zustand von Lethargie und Schläfrigkeit beschrieben.

Meist einziges erkennbares Zeichen ist Pupillenverengung (Miosis); wesentliche Effekte auf das Atemzentrum sind bei sachgemäßer Dosierung nicht zu erkennen. In höheren Dosen – etwa bei ungewöhnlicher Reinheit des applizierten Heroins, Verlust der Toleranz im Anschluss an eine Entzugsbehandlung, zu hastiger Injektion – kann es hingegen neben Sedierung (bis hin zum Koma) zu deutlicher Atemdepression kommen. Dies erfordert intensivmedizinische Behandlung, deren wesentlicher Bestandteil die Injektion von Opiatantagonisten ist.

2.4 Toleranz und Entzugserscheinungen

Die Toleranzentwicklung gegenüber Opioiden ist sehr ausgeprägt; so muss nach wenigen Tagen regelmäßigen Konsums bereits die Dosis von Morphin oder Heroin verdoppelt werden, um die gleichen euphorisierenden Effekte zu erzielen. Dauerkonsumenten benötigen oft eine Dosis, die um mehr als das Fünf- bis Zehnfache höher ist als die beim nicht Gewöhnten tödliche Menge.

Diese Toleranz dürfte nicht auf schnellerer Verstoffwechselung der Opioide beruhen; vielmehr ist sie weitgehend funktioneller Art (entweder durch Reduktion von Zahl und Empfindlichkeit der Rezeptoren oder durch Veränderungen der Signaltransduktion).

Eine intellektuell reizvolle (wenn auch spekulative und kontrovers diskutierte) Annahme ist, dass sich die physiologisch auftretenden Gegenreaktionen (zumindest teilweise) konditionieren lassen: Auf die Einnahme der Substanz (unkonditionierter Stimulus) folgt nach diesem Modell nicht nur eine (unkonditionierte) körperliche Antwort, eben die Drogenwirkung, sondern auch eine (zunächst ebenfalls unkonditionierte) Gegenreaktion, welche die Drogeneffekte partiell aufhebt (kompensatorische Gegenreaktion). Ist nun Letztere klassisch konditionierbar, so sollte unter Bedingungen, die mit der Substanzeinnahme mehr oder weniger regelmäßig verknüpft sind (z. B. Lokalitäten, an denen Heroin üblicherweise gespritzt wird), zusätzlich eine konditionierte Gegenreaktion auftreten, die – wie die unkonditionierte Gegenreaktion – die Drogenwirkung herabsetzt (konditionierte Kompensationsreaktion).

Dies könnte verständlich machen, warum im gewohnten Setting oft die Gier nach Drogen wächst. Auch wäre die häufige Beobachtung zu erklären, dass bei Einnahme im nicht vertrauten Rahmen die Substanzwirkungen stärker sind: In diesem Fall entfiele die kompensierende Wirkung der konditionierten Gegenreaktion.

Tieruntersuchungen zur Opioidtoleranz

Zur Hypothese einer situationsspezifischen Toleranz gibt es mehrere Experimente: So konnten Siegel et al. (1982) zeigen, dass fast sämtliche Tiere einer herointoleranten Gruppe von Ratten starben, wenn man ihnen eine hohe Heroindosis in ungewohnter Umgebung verabreichte; hingegen waren es deutlich weniger in einer Gruppe, die diese Überdosis in jenem Setting erhielten, in dem sie auch sonst die Substanz konsumiert hatten.

Neben der Gegenreaktion ist zuweilen die Drogenwirkung selbst konditionierbar. So sollen manche entwöhnte Abhängige sich die Stimuli der Applikation verschaffen, beispielsweise entgiftete Heroinsüchtige Vergnügen dabei empfinden, sich mit einer Injektionsnadel zu stechen.

Beim Opioidentzugssyndrom handelt sich um einen eindrucksvollen, für die Betroffenen zweifellos unangenehmen Zustand, der jedoch im Gegensatz zum Alkoholentzug im Allgemeinen nicht lebensbedrohlich ist. Je nach Halbwertszeit der eingenommenen Substanz – bei Heroin früher, bei Methadon meist später, durchschnittlich etwa sechs Stunden nach der letzten Einnahme – stellen sich zunächst unbezwingbare Substanzgier und Unruhe ein; es folgen in bestimmter Reihenfolge diverse körperliche Reaktionen (Gähnen, Schwitzen, Tränenfluss, «Laufen der Nase», Pupillenerweiterung), danach grippeähnliche Symptome (Knochen- und Muskelschmerzen, Hitze- und Kältegefühle, Gänsehaut = cold turkey); etwa 24 bis 48 Stunden nach der letzten Einnahme kommen weitere starke Reaktionen hinzu (u. a. Blutdruck- und Pulserhöhung, gesteigerte Atmung, erhöhte Körpertemperatur, Fieber, Erbrechen, kolikartige Bauchbeschwerden, Durchfälle, Spontanejakulationen). Berichtet wird auch über erhöhte Schmerzempfindlichkeit und nicht selten über starken Juckreiz; viele der Symptome lassen sich als den Opioideffekten entgegengesetzte Reaktionen erklären. Der Heroinentzug dauert etwa zwei bis drei Tage, eventuell länger, ist aber in der Regel spätestens nach zehn Tagen beendet. Angesichts der erheblichen Variabilität der Verläufe ist die obige Beschreibung nur als grober Anhalt zu betrachten; auch in der Literatur stimmen die Angaben nur bedingt überein. Durch Gabe von Opioiden lässt sich ein Entzugssyndrom rasch beenden, wovon viele Abhängige Gebrauch machen. Auch im Falle des kontrollierten Entzugs handelt es sich vielfach um eine Situation, die ärztliche Überwachung erfordert. Typischerweise finden sich jedoch weder Delir noch epileptische Anfälle.

Die biologischen Grundlagen der Entzugssymptomatik sind nur bedingt verstanden. Eine Erklärung allein über reduzierte Aktivität des endogenen Opioidsystems (mit Verminderung der Rezeptoren und Unterdrückung der endogenen Opioidproduktion) gelingt insofern nicht, als bei Gesunden die Gabe der Rezeptoren blockierenden Opiatantagonisten weitgehend folgenlos bleibt. Plausibler erscheint, dass Abhängige zur Kompensierung der Substanzeffekte Gegenreaktionen entwickelt haben, welche beim Fehlen von Opioiden das klinische Bild bestimmen.

2.5 Missbrauch und Abhängigkeit

Nach den in Abschnitt 1.2 gegebenen Definitionen sind Missbrauch und regelrechte Abhängigkeit klar voneinander zu trennen. Offensichtlich gibt es Opioidkonsumenten, die Missbrauch betreiben, ohne die strengen Abhängigkeitskriterien zu erfüllen. Angaben zur Häufigkeit stellen mehr oder weniger stark fehlerbehaftete Schätzungen dar und differieren teilweise erheblich. Der Anteil der gegenwärtig regelrecht Opiatsüchtigen an der deutschen Bevölkerung dürfte deutlich unter 0,5% liegen, in bestimmten Subpopulationen allerdings erheblich höher. Allem Anschein nach findet sich ein Rückgang des Opiatkonsums, speziell der intravenösen Applikation. Den reinen Heroinfixer gibt es nur noch selten; typisch ist vielmehr Konsum diverser Substanzen.

Wie bereits erwähnt, haben «Verstärkertheorien» zur Opioidabhängigkeit geringen Erklärungswert, da sie nicht die Frage beantworten, warum die positiv verstärkenden Substanzeigenschaften bei einigen zur Abhängigkeit führen, bei anderen nicht. Zudem erzeugt der Konsum psychotroper Substanzen keineswegs immer Euphorie, ruft in späteren Stadien häufig sogar dysphorische Zustände hervor, abgesehen davon, dass mit der Einnahme oft stark aversive Reize verbunden sind (wie Scham, Geldverlust). Auch der Versuch, die Aufrechterhaltung des Konsums durch negative Verstärkung (Vermeidung von Entzugssymptomatik) zu erklären, greift insofern zu kurz, als viele Abhängige freiwillig Entzugssymptome in Kauf nehmen, um den Konsum mit niedrigeren Dosen fortsetzen zu können. Das Phänomen der Substanzgier, die noch Jahre nach Abklingen der Entzugserscheinungen anhält, harrt nach wie vor der befriedigenden Erklärung.

Körperliche Schädigungen durch Opioide sind erstaunlicherweise recht gering, verglichen etwa mit den schweren Organveränderungen nach langjährigem Alkoholmissbrauch. Beschrieben werden Appetitlosigkeit, chronische Obstipation, Gewichtsabnahme und Anfälligkeit für Infektionen; zudem steht erhöhtes Krebsrisiko zur Diskussion. Psychische Folgen können

Morphinismus in der Literatur

Morphinismus war bis etwa in die 80er Jahre des 20. Jahrhunderts recht häufig, besonders unter Angehörigen der Heilberufe, etwa bei Ärzten, Krankenschwestern und Apothekern. Auch von einigen Schriftstellern ist dies bekannt, u. a. von Georg Trakl (der im Übrigen ausgebildeter Apotheker war), Hans Fallada und Klaus Mann, zudem wohl von Gottfried Benn (Arzt von Beruf) und Walter Benjamin.

Diese verbreitete Sucht wurde auch wiederholt literarisch dargestellt, so von Thomas Mann in *Dr. Faustus*: Ines Institoris, geborene Rodde, deren Gestalt Manns eigener (ebenfalls über Jahrzehnte morphinabhängiger) Schwester Julia nachgebildet ist, konnte ihre Ehe nur mittels dieses Narkotikums ertragen. So heißt es im Kapitel XXXV über Ines' weiblichen Freundeskreis: «Der Kitt, der ihn zusammenhielt, war – der Leser ist darauf vorbereitet, es zu vernehmen – das Morphium: ein überaus starkes Bindemittel; denn nicht nur, dass die Genossen einander in unheimlicher Kameradschaftlichkeit mit der beglückenden und verderblichen Droge aushalfen, sondern auch moralisch besteht eine trübselige, aber auch zärtliche und sogar wechselseitig verehrungsvolle Solidarität zwischen den Sklaven derselben Sucht und Schwäche […].» Und wenige Zeilen später: «[…] denn ein Elend war es, wie sie sich entwürdigte. Wahrscheinlich nahm sie Überdosen, die ihr nicht lebhaftes Wohlsein schufen, sondern sie in einen Zustand versetzten, worin sie sich nicht sehen lassen konnte. […] Aber der armen Ines geschah es wiederholt, dass sie in halber Bewusstlosigkeit zu Tische kam und sich mit verglasten Augen und nickendem Kopf zu ihrer ältesten Tochter und ihrem kleinlich-peinlich berührten Gatten an dem immer noch wohlgepflegten, von Kristall funkelnden Esstisch niederließ.»

Stimmungsveränderungen, Leistungsabfall sowie Vernachlässigung anderer Interessen sein; hingegen treten weder psychotische Symptome noch kognitive Beeinträchtigungen in nennenswerter Häufigkeit auf.

Zahlreiche Probleme entstehen jedoch im Rahmen der Substanzbeschaffung und der Applikation (Spritzenabszesse, Infektion mit Hepatitis-B- und besonders Hepatitis-C-Viren, HIV-

Infektion); auch Kinder heroinabhängiger Schwangerer können infiziert sein. Schwere Dauerschäden hingegen, analog der Alkoholembryopathie, scheinen sich bestenfalls selten auszubilden. In der Regel sind die Neugeborenen jedoch opiatabhängig (was eine Substitutionstherapie mit langsamem Ausschleichen erfordert).

Bei der Entwöhnung Opiatabhängiger ist die erste Aufgabe der Entzug (z. B. als «warmer» Entzug mit Gabe eines langsam in der Dosis verringerten Substitutionsmittels, als kalter ohne Substitution, als «Turboentzug» in Narkose mittels eines Opiatantagonisten). Als medikamentöse Maßnahme zur Aufrechterhaltung der Abstinenz wird die Gabe von Naltrexon (Nemexin®) versucht; auf Grund der Rezeptorblockade sollen dann applizierte Opioide keine euphorisierende Wirkung mehr haben.

Eine Substitutionstherapie stellt die Behandlung mit Methadon dar, welches ohne wesentlichen Wirkungsverlust oral verabreicht werden kann und eine relativ lange Halbwertszeit besitzt, sodass eine nicht allzu häufige Einnahme erfolgen muss. Dabei ist zwischen dem linksdrehenden, psychoaktiven L-Methadon (l-Methadon, Levomethadon) und der rechtsdrehenden, biologisch inaktiven Form zu unterscheiden. Neben dem ausschließlich die psychoaktiv wirksame Substanz L-Methadon enthaltenden L-Polamidon® existiert unter dem Handelsnamen Methaddict® ein Racemat (eine Mischung) aus links- und rechtsdrehender Form (D, L-Methadon), welches preiswerter, aber schwächer ist. Als nicht immer ausreichend beachtete Schwierigkeit der Methadonsubstitution ist der Konsum weiterer Opioide (etwa intravenös applizierten Heroins) zu nennen, zudem Unglücksfälle, wenn die Substanz in falsche Hände gerät (z. B. von Kindern geschluckt wird oder diesen gar gezielt zur Ruhigstellung verabreicht wird). Zwar bleiben bei Methadoneinnahme Entzugssymptome aus, jedoch stellt sich nicht das erwähnte kurzfristige Hochgefühl wie nach Heroininjektion ein. So soll ein gewisser Prozentsatz der in Substitutionstherapie Befindlichen versuchen, sich Methadon intravenös zu injizieren, was neben diversen lokalen Komplikationen die Gefahr der Überdosierung birgt.

Der Methadonentzug wird im Allgemeinen als unangenehmer und langwieriger als der von Heroin beschrieben; die Abbruchrate gilt dabei als sehr hoch.

Obwohl aus verschiedenen Gründen nicht empfohlen, nehmen manche Ärzte die Substitutionsbehandlung mit codeinhaltigen Medikamenten vor; damit wird versucht, die rechtlichen Einschränkungen und den Verwaltungsaufwand zu umgehen, welche mit der Methadontherapie verbunden sind.

Seit einiger Zeit wird diskutiert, ob Buprenorphin, welches schon länger als starkes Analgetikum im Handel ist, sich diesbezüglich besser eignet. Mittlerweile ist es als Subutex® zur Substitutionsbehandlung bei Opioidabhängigkeit zugelassen (dabei ebenfalls der BtMVV unterworfen). Die Halbwertszeit ist länger als die von Methadon, womit die Einnahme in größeren Abständen erfolgen kann; zudem scheinen akzidentelle Vergiftungen seltener aufzutreten.

3 Kokain: Cocablätter, «Koks» und Crack

3.1 Botanische und chemische Grundlagen; Historisches

Kokain (als Pharmakon streng genommen Cocain zu schreiben) ist das Hauptalkaloid der Cocapflanze. Es ist in den Blättern enthalten, die in den Herkunftsländern meist gekaut oder aufgebrüht werden. Nach einfacher Behandlung lässt sich über die Zwischenstufe Cocapaste Kokainhydrochlorid isolieren, welches als weißes Pulver («Koks», «Schnee») vorliegt und, etwas ungenau, als Kokain bezeichnet wird. Weitere Vorgänge (Erhitzen des Pulvers mit Lösungsmitteln oder Mischung mit Natriumbikarbonat) wandeln Kokainhydrochlorid in die nicht-hydrochlorierte («freie») Base Kokain um. Das so gewonnene Alkaloid wird als «Freebase» bezeichnet, wenn es nach Erhitzen inhalierfähig ist, oder als «Crack», wenn es in Form einer bräunlichen rauchbaren Masse vorliegt.

Erythroxylum coca (die für die Kokaingewinnung wichtigste Spezies der Gattung) wird vornehmlich an den Osthängen der Anden in Bolivien und Peru angebaut, bevorzugt in feucht-warmen mittleren Höhenlagen. Die circa 6 cm langen, dunkelgrünen Blätter des Cocastrauchs lassen sich mehrmals pro Jahr ernten.

Sein Anbau geht weit in die präkolumbianische Zeit zurück; im Inkareich soll der Konsum Adligen und Priestern zu bestimmten Festen vorbehalten gewesen sein. Bereits zur Zeit der spanischen Eroberung war die Droge jedoch als Genussmittel im gesamten Volk Perus verbreitet, wenig erstaunlich insofern, als der Cocastrauch frei wächst und seine Blätter leicht zugänglich sind.

Mitte des 18. Jahrhunderts gelangten Cocablätter nach Europa; etwa ein Jahrhundert später konnte A. Niemann, Doktorand des berühmten Chemikers Friedrich Wörner, das Haupt-

Alkaloide

Alkaloide («Alkaliartige») sind in Pflanzen, oft auch in Tieren (etwa bestimmten Krötenarten) zu findende Stoffe mit einem meist komplizierten Ringgerüst, die alkalisch (basisch) reagieren, diesbezüglich also den Alkalien, den Hydroxiden der Alkalimetalle (wie z. B. Natrium oder Kalium), ähneln. Die Bezeichnung wurde 1819 von dem Haller Apotheker W. Meissner eingeführt, um die Ähnlichkeit und zugleich die chemischen Unterschiede zu den Alkalien hervorzuheben.

Grundstruktur der Alkaloide ist im einfachsten Fall ein organischer Ring mit einem Stickstoffatom (als Ort der alkalischen Reaktion), beispielsweise das bis auf das Stickstoffatom dem Benzol gleichende Pyridin; ein weiterer einfacher Stoff der Substanzgruppe ist das aus einem Sechserring und einem Fünferring (mit N-Atom) bestehende Indol, welches auch den Grundkörper der Aminosäure Tryptophan, des Neurotransmitters Serotonin (5-Hydroxy-Tryptamin) und anderer psychoaktiver Tryptamine bildet. Ebenfalls ein Alkaloid ist Purin, das – mit Ausnahme weiterer Stickstoffatome – dem Indol gleicht; Purinalkaloide, z. B. Coffein, sind durch einen Purinkörper mit diversen Seitenketten gekennzeichnet. Die meisten psychotropen Alkaloide wie Cocain und Morphin sind komplexer aufgebaut mit mehreren Ringen unterschiedlicher Struktur (also heterozyklisch), weisen aber stets das für die basische Reaktion verantwortliche N-Atom auf.

Da Alkaloide im Stoffwechsel der Pflanzen keine Bedeutung haben, scheinen sie dem Schutz vor (kleinen) Tieren zu dienen; viele sind Nervengifte. Größere Tiere, darunter der Mensch, schätzen hingegen die psychotropen Wirkungen. Es heißt, dass südamerikanische Bauern die Wirkung von Coca an ihren Tragtieren beobachteten, welche die Blätter gerne fraßen und danach gekräftigt weiterarbeiteten.

alkaloid isolieren, welches er in Anlehnung an den Pflanzennamen als Cocain bezeichnete. In den zweiten Hälfte des vergangenen Jahrhunderts stand Kokain in diversen Zubereitungen für den Konsum zur Verfügung, u. a. in Rotwein gemischt als «Vin Mariani à la Coca du Pérou», den selbst der hochbetagte

War Freud Kokainist?

Bekanntlich konsumierte auch Sigmund Freud Kokain und empfahl seiner Braut Martha Bernays gleichfalls die Einnahme. In zwei lesenswerten Artikeln aus den Jahren 1884 und 1885 («Über Coca» und «Beitrag zur Kenntnis der Cocawirkung») beschrieb er die anregenden, euphorisierenden und depressionslösenden Eigenschaften der Droge sowie ihre positive Wirkung beim Morphinentzug; einem Kollegen, der nach einer Daumenamputation mit Folgeschmerzen morphinsüchtig geworden war, empfahl er Kokain zur Entwöhnung – zunächst mit guter Wirkung, bald aber mit verheerenden Folgen. In der *Traumdeutung* äußerte er sich selbst später sehr kritisch über diese Episode. Freudfeindliche Autoren versuchen immer wieder – wenig originell –, den Begründer der Psychoanalyse als Drogenkonsumenten und sein Lehrgebäude als Ausgeburt eines kranken Gehirns darzustellen.

Zunächst ist anzumerken, dass Cocain seinerzeit in Tablettenform als Medikament der Firma Merck im Handel war und dass Freud lediglich unregelmäßig kleinere Mengen einnahm, sehr bald auch den Konsum einstellte, lange bevor die wesentlichen psychoanalytischen Arbeiten zur Niederschrift kamen. Zwar ist bekannt, dass hoher Kokainkonsum akut zu psychotischen Reaktionen führt; geistige und seelische Veränderungen als Folge längeren, auch regelmäßigen Konsums in mäßigen Dosen werden jedoch – etwa im Gegensatz zu dem von Cannabisprodukten – typischerweise nicht beschrieben.

Papst Leo XIII. überschwänglich lobte. Zur Herstellung von Coca-Cola werden Blätter der Art Erythroxylum novogranatense (Trujillo-Coca) verwendet, denen das Kokain entzogen ist, die aber wichtige Aromastoffe liefern; Koffein liefert hauptsächlich die Colanuss (siehe Abschnitt 4.3).

Das bereits 1862 kommerziell hergestellte Kokain erfreute sich lange großer Beliebtheit und wurde u. a. als Lokal- und Leitungsanästhetikum eingesetzt, zudem als psychotrope Substanz; seine Bedeutung als Anästhetikum ist jedoch zu Gunsten der verwandten Substanzen Lidocain und Procain völlig verloren gegangen.

1914 wurde die Einnahme von Kokain unter Strafe gestellt; dadurch verkleinerte sich der Konsumentenkreis, und der nun wesentlich teurere Stoff mutierte zur Luxusdroge, welche sich in Künstlerkreisen und unter reichen Nichtstuern ausgesprochener Beliebtheit erfreute. Zeitweise durch Amphetamine und andere Substanzen zurückgedrängt, wird Kokain seit etwa 1970 in den USA, einige Jahre später auch in Westeuropa – nicht zuletzt auf Grund eines gewissen Preisverfalls – wieder verstärkt konsumiert. Als neue Konsumformen kamen zunehmend die Inhalation der freien Base («Freebase») oder das Rauchen von Crack hinzu; der bei geringeren Kosten erzielbare psychotrope Effekt ist wesentlich höher, sodass der Konsum sich nun in ärmeren Bevölkerungsschichten verbreitet.

3.2 Cocablätter, Cocapaste, Kokainhydrochlorid und freie Base; Herstellung und Arten des Konsums

In den Ursprungsländern werden die Cocablätter von breiten Schichten der Bevölkerung gekaut (genauer: in die Backen geschoben und durch Speichel ausgelaugt). Diese Form des Konsums, die man als Cocaismus vom Kokainismus (Einnahme des isolierten Alkaloids) unterscheidet, führt offenbar zu weniger ausgeprägten körperlichen Schäden, zudem nicht zu akuten schweren Intoxikationen, ist aber keineswegs harmlos. Zum euphorisierenden Effekt kommen Unterdrückung des Hungergefühls und gesteigerte Leistungsfähigkeit. Die Konsumenten («Coqueros») entstammen vornehmlich den unteren sozialen Schichten und nehmen nicht zuletzt die Droge, oft neben Alkohol, um ihr hartes Leben zu ertragen; ihre Lebenserwartung ist entsprechend gering.

Cocablätter werden oft als Tee aufgegossen (mate de coca); dieser ist ein vielseitiges Heilmittel (u. a. gegen Höhenkrankheit) und wird wohl weniger der psychotropen Eigenschaften wegen konsumiert. In Peru sind Cocablätter frei verkäuflich; in den Nachbarländern sind sie zwar legal nicht erhältlich, werden aber offen konsumiert.

Cocablätter lassen sich mittels chemischer und physikalischer Prozesse zu Cocapaste verarbeiten, die geraucht werden kann und stark psychoaktiv ist; ihr Konsum ist in den ärmeren Kreisen Südamerikas, etwa bei Straßenkindern, nicht unerheblich. In einem weiteren komplizierten Prozess, dessen letzter Schritt die Zugabe von Salzsäure ist, wird Kokainhydrochlorid ausgefällt und zu einer kristallinen weißen Substanz («Schnee», «Koks») verarbeitet, welche zu fast 100% aus reinem Kokainhydrochlorid besteht und schließlich auf die Drogenmärkte Nordamerikas und Europas gelangt. Kokainhydrochlorid wird meist geschnupft, d. h. durch die Nasenschleimhaut aufgenommen, kann aber auch oral konsumiert, zudem intravenös appliziert werden. Da die Substanz durch Hitze zerfällt, eignet sie sich nicht zum Rauchen.

Durch weitere Behandlung, üblicherweise von den Konsumenten selbst, wird deshalb das Kokainhydrochlorid in die rauchbare Kokainbase überführt. Lange Zeit die wichtigste Technik dafür bildete die Erhitzung zusammen mit Ether oder Ammoniak, sodass inhalierbare Dämpfe der freien Base («Freebase») entstanden. Dieses u. a. recht feuergefährliche Verfahren wurde weitgehend zugunsten eines weniger riskanten verlassen: Durch Verbindung des Kokainschnees mit alkalischen Chemikalien wird der Hydrochloridanteil entfernt. Eine gängige Technik ist Vermischung und Erhitzung mit bestimmten Sorten von Backpulver, welches u. a. $NaHCO_3$ (Natriumbicarbonat) enthält. Dadurch bildet sich eine Trockensubstanz mit hohem Anteil freier Kokainbase («Crack»), welche meist in Pfeifen geraucht wird; der Name soll vom charakteristischen Knistern stammen, welches dabei entsteht (to crack = krachen, knistern).

3.3 Aufnahme und Verstoffwechselung

Beim Kauen der Cocablätter, der in den Herkunftsregionen üblichen Konsumform, finden bereits im Mund Umbauprozesse statt; einer nicht unbestrittenen These zufolge ist der aufgenommene Stoff dabei das im Vergleich zu Kokain schwächere, nicht zur Abhängigkeit führende Ecgonin. Tatsächlich kommt es beim

Kauen bestenfalls selten zu jenem kurzfristigen nach Kokainkonsum sich einstellenden Hochgefühl.

Bei oraler Aufnahme wird ein Großteil des Kokainhydrochlorids von der Leber abgefangen und metabolisiert (unterliegt also einem «First-Pass»-Effekt»). Durch die langsame Resorption kann es bis zu 30 Minuten dauern, bevor erste Wirkungen einsetzen; regelrechte Rauschüberflutung bleibt somit aus.

Binnen weniger Minuten treten die Effekte bei intranasaler Aufnahme («Schnupfen») ein, obwohl auch hier nur ein geringer Anteil resorbiert wird (u. a. wegen reaktiver Gefäßverengungen in der Nasenschleimhaut). Hingegen gelangt Kokainhydrochlorid bei intravenöser Applikation sehr rasch an seinen Wirkungsort; das entstehende Rauschgefühl ist stärker, hält aber kürzer an.

Nichthydrochloriertes Kokain kann als Cocapaste, «Freebase» und Crack geraucht werden und erzeugt binnen weniger Sekunden Effekte; allerdings dauert das Rauschgefühl nur wenige Minuten. Zudem wird ein Großteil der freien Base durch Hitze zerstört, sodass bestenfalls ein Drittel der konsumierten Menge schließlich die Synapsen erreicht. Kokain überwindet problemlos die Blut-Hirn-Schranke, durchdringt auch die Plazentarschranke (siehe unten). Es wird relativ rasch abgebaut (Halbwertszeit von etwa 1 Stunde), wobei die Metaboliten im Urin ausgeschieden werden (und dort nachzuweisen sind).

3.4 Unmittelbare und verzögerte Wirkungen

Eine wesentliche Wirkung ist die Euphorisierung, die sich bei raschem Anfluten (Spritzen, Rauchen, Schnupfen) in Form eines kurzfristigen Glücksgefühls einstellt, vergleichbar dem «Flash» bei Heroininjektion. Bei Kauen der Cocablätter oder oraler Aufnahme des Kokainhydrochlorids ergibt sich ein schwächeres, dafür länger anhaltendes Wohlgefühl.

Der Mechanismus dafür dürfte in der Aktivierung dopaminerger Bahnen zum Nucleus accumbens liegen. Kokain wirkt zum einen als Reuptake-Hemmer (Wiederaufnahmehemmer) für Monoamine, sodass die Transmitter länger im synaptischen

Spalt wirksam sind; zum anderen erhöht es die Ausschüttung aus präsynaptischen Neuronen. Antriebssteigerung und Aktivitätserhöhung (wohl Folge verstärkter Übertragung an noradrenergen Synapsen) sind bekannte Kokaineffekte und fallen u. a. bei ermüdeten Konsumenten von Cocablättern ins Auge, die danach deutlich leistungsfähiger werden. Die Substanz wird deshalb oft zur Kategorie der Psychostimulantien gerechnet; tatsächlich lassen sich die Effekte von Kokain und die der psychostimulatorischen Amphetamine kaum unterscheiden. Die Konsumenten fühlen sich ausgesprochen wach, haben kein Bedürfnis nach Schlaf und sind häufig höchst aktiv, wirken geradezu manisch mit bedenklicher Überschätzung ihrer Fähigkeiten (etwa beim Autofahren).

Im typischen Fall resultiert Anregung des sympathischen Nervensystems, u. a. mit Blutdrucksteigerung, Pulsbeschleunigung und Weitstellung der Pupillen. Kokain hat deutlich lokalanästhetische Wirkung (wurde zeitweise sogar mit dieser Indikation eingesetzt). Dies macht sich bei oralem Konsum durch ein Taubheitsgefühl der Zunge bemerkbar; beim Schnupfen werden Schädigungen der Nasenschleimhaut häufig nicht bemerkt. Eine Wirkung, welche Kokain mit den (zeitweise als Appetitzügler gehandelten) Amphetaminen teilt, ist Unterdrückung des Hungergefühls.

Bei Kokainkonsumenten kommt es anfangs häufig zu Libidoerhöhung; nach längeren Phasen der Einnahme scheint vielfach das sexuelle Interesse zu erlöschen und ist auch nicht durch Zufuhr der Substanz wesentlich zu erhöhen. Auf Grund der Gefäßverengung wäre eher verminderte Potenz zu erwarten; die Angaben sind aber nicht einheitlich.

Besonders nach dem Konsum hoher Dosen können als Folge von Überaktivität dopaminerger Bahnen Wahnvorstellungen und Halluzinationen auftreten.

Die kardiovaskuläre Überaktivierung mit Gefäßverengungen begünstigt die Entstehung von Hirninfarkten, zerebralen Blutungen, koronarer Minderdurchblutung und Rhythmusstörungen; Todesfälle nach Kokaineinnahme stellen deshalb keineswegs Raritäten dar; ebenfalls nicht selten ist Tod infolge von

Unfällen oder Gewalt. Atypische Reaktionen sind allein deshalb zu erwarten, weil Kokain oft nur eine von vielen gleichzeitig konsumierten Substanzen darstellt – so werden etwa Kokain und Heroin als «Speedball» gemeinsam injiziert; bei Frisco Speed kommt als weiterer Stoff LSD hinzu.

Im Anschluss an den Konsum stellt sich meist ausgeprägtes Schlafbedürfnis ein. Nicht selten sind zudem depressive Zustände, die die Konsumenten durch erneute Stoffzufuhr zu bekämpfen versuchen.

3.5 Toleranz und Entzugssymptomatik; Sensitivierung

Toleranz, also Nachlassen der Substanzwirkung bei längerer, regelmäßiger Einnahme, wird beschrieben, ist aber, verglichen mit der bei Opioiden, wenig ausgeprägt. Als Mechanismen diskutiert werden Veränderung der Rezeptorzahl, ihre geringere Empfindlichkeit als Reaktion auf das Transmitterüberangebot sowie Vermehrung der Carrierproteine (damit beschleunigte Transmitterinaktivierung).

Die Entzugserscheinungen bei Konsum durch Schnupfen oder bei oraler Einnahme gelten als wenig spektakulär: eventuell Gier nach neuer Substanz, Schlaflosigkeit und Erregtheit, daneben auch gegenteilige Reaktionen im Sinne von Schlafbedürfnis und psychomotorischer Hemmung. Bei Crackrauchern hingegen werden häufig schwerere Erscheinungen beschrieben: Bereits nach einigen Wochen Dauerkonsum soll sich ein physischer Abhängigkeitszustand mit heftigen Entzugssymptomen (Muskelschmerzen, Herzrasen, Depression und Angstzuständen) einstellen.

Ein interessantes, in seinen Mechanismen nur unzureichend verstandenes Phänomen ist das der Sensitivierung, welches der Toleranzentwicklung entgegengesetzt ist: Bei häufigerem Gebrauch sollen gleiche Dosen größere Effekte hervorrufen, was bei Kokain speziell einige neurologische Wirkungen zu betreffen scheint.

3.6 Missbrauch und Abhängigkeit

Nicht nur die orale Einnahme und das Schnupfen von Kokainpulver nehmen offenbar zu, speziell dürfte sich auch die Zahl der Crackraucher erhöhen. Wie viele Konsumenten regelrecht abhängig sind, ist schwer anzugeben. Entgegen früher zu lesenden Auffassungen ist Abhängigkeit (u. a. mit Entzugssymptomatik) nicht selten, speziell wenn die Substanz intravenös gespritzt oder geraucht wird.

Die Folgen regelmäßigeren Konsums sind oft gravierend. Sie betreffen v. a. das Herz-Kreislauf-System (Herzinfarkte, Rhythmusstörungen, Gehirninfarkte und Hirnblutungen); nicht selten sind Suizide, Unfälle und Folgen von Gewaltanwendung. Bei Kokainschnupfern werden Schädigungen der Nasenschleimhaut beobachtet, bei Crackrauchern bronchopulmonale Erkrankungen, bei intravenöser Applikation Infektionen (HIV, Hepatitis).

Psychische Störungen sind bei Kokainkonsumenten ausgesprochen häufig, dürften allerdings vielfach bereits vor Beginn des Missbrauchs vorgelegen haben (etwa Hyperaktivitäts-Aufmerksamkeits-Störungen in der Kindheit). Hingegen stellen wahnhaft psychotische Störungen eher Folgen des Konsums dar. Deutliche Hinweise gibt es auf Schädigungen des Fetus, wenn Schwangere Kokain konsumieren: Nicht nur sind Spontanaborte wesentlich häufiger; Kinder zeigen vielfach eine «Kokainembryopathie» mit endokrinen und neuroimmunologischen Beeinträchtigungen sowie psychischen Störungen (z. B. Lerndefiziten). Diese dürften hauptsächlich Folge der Sauerstoffunterversorgung des Fetus auf Grund der gefäßverengenden Eigenschaften des Kokains sein.

4 Psychostimulantien: Amphetamine und Koffein

4.1 Überblick

Als Psychostimulantien bezeichnet man Substanzen, die vornehmlich oder ausschließlich psychisch aktivierend wirken. Nicht zu dieser Gruppe gerechnet werden im Allgemeinen Halluzinogene, die neben der psychostimulierenden diverse psychedelische Wirkungen aufweisen (z. B. MDMA = Ecstasy); Kokain mit stark psychostimulierenden Eigenschaften bildet gemäß ICD-10-Klassifikation eine gesonderte Kategorie.

Somit zählen zu den Psychostimulantien als wichtigste Gruppe eine Reihe von Stoffen, die dem Amphetamin verwandt sind und daher als Amphetamine (präziser: Amphetaminderivate) zusammengefasst werden; in der älteren Literatur findet sich als Synonym «Weckamine», im Szenejargon die Bezeichnung «Uppers» (im Gegensatz zu den sedierenden «Downers»). Weiter wird Koffein zu den Psychostimulantien gerechnet, daneben das v. a. im Jemen und in Ostafrika konsumierte Khat (siehe Abschnitt 9.2).

4.2 Amphetamine

Charakterisierung und Einteilung. Amphetamin ist eine den Neurotransmittern Adrenalin, Noradrenalin und Dopamin verwandte Substanz, die wegen ihrer bronchodilatorischen Wirkung ursprünglich als Asthmamittel unter dem Namen Benzedrin® im Handel war. Bald zeigte sich der aufputschende Effekt, sodass der Stoff zunehmend zur Bekämpfung von Müdigkeit (etwa bei Examensvorbereitungen) eingenommen wurde; lange wurden Soldaten mit Amphetaminen als Durchhaltemittel versorgt, wobei rasch eine euphorisierende Wirkung deutlich wurde. Weiter stellte sich heraus, dass Amphetamine das Hungergefühl unterdrücken und sich als Appetitzügler einsetzen lassen. Ab 1950 waren zahlreiche Amphetaminderivate leicht zugänglich, neben der schwächeren linksdrehenden Form von Amphetamin (Benzedrin®) das stärkere rechtsdrehende Dextramphetamin (Dexedrine®), weiter Methamphetamin (Pervitin®), Phenmetrazin (Preludin®) oder Methylphenidat (z. B. Ritalin®).

Mittlerweile sind viele Amphetamine überhaupt nicht mehr ungestraft zugänglich, die verbleibenden zumeist dem Betäubungsmittelgesetz unterworfen. Als Medikament mit geschütztem Namen im Handel ist in Deutschland noch Methylphenidat (Ritalin®, Medikinet®, CONCERTA®), welches hauptsächlich für die Behandlung von (kindlicher) Hyperaktivität zugelassen ist, daneben Fenetyllin (Captagon®) und Amfetaminil (AN1®). So gut wie alle Amphetaminderivate spielen jedoch auf dem illegalen Markt nach wie vor eine große Rolle.

Ephedrin und Amphetamin

Ephedrin ist wesentlicher Inhaltsstoff des Strauches Ephedra vulgaris (E. sinica). Die Substanz steht hinsichtlich ihrer Struktur dem Adrenalin nahe und hat ähnliche physiologische Effekte: Erweiterung der Bronchien, Erhöhung der Pulsfrequenz, im Wesentlichen Verengung der Gefäße und somit Blutdrucksteigerung; zudem wirkt Ephedrin abschwellend auf die Schleimhäute, etwa der Nase. Indikationen sind daher Hypotonie, Asthma, chronische Bronchitis und Schnupfen; in Deutschland findet es sich heute nur noch in Mischpräparaten, etwa Grippemitteln. In der chinesischen Medizin nahm es lange eine herausragende Stellung ein, v. a. zur Behandlung von Atembeschwerden. Als Hauptwirkstoff der Pflanze Ephedra findet Ephedrin heute noch Verwendung in «Herbal Ecstasy».
Das ursprünglich von Ephredin abgeleitete, heute aber synthetisch gewonnene Amphetamin liegt in einer rechts- und einer linksdrehenden Form vor, wobei die Erstere deutlich stärker ist.

Amphetamine werden meist oral in Tablettenform eingenommen; einige Substanzen lassen sich injizieren, wobei der Effekt schneller eintritt und intensiver ist (vergleichbar dem «Flash»

Einige Szenebegriffe für Rauschdrogen

Hier liegen wenig eindeutige Zuordnungen vor. Viele Substanzen haben mehrere Namen im Szenejargon, so Phencyclidin (PCP) u. a. *(Peace Pill* oder *Angel Dust*; umgekehrt kann ein und derselbe Ausdruck mehrere Substanzen bezeichnen, etwa *Crystal* kristallförmige Aufbereitungen von Phencyclidin oder Methamphetamin; zudem ändern sich die Bezeichnungen schnell und sind regional sowie nach Usergruppe verschieden. Diese Verwirrung ist teilweise gewollt, indem die Konsumenten so leichter über die erstandenen Stoffe im Unklaren gelassen werden können. Diese Einschränkungen sind unbedingt bei der Lektüre der nachfolgenden Übersetzungshilfen zu beachten.

Acid: oft Synonym für *LSD*
ADAM und *EVE:* Bezeichnung für die Entaktogene MDMA (bzw. MDA) und MDE
Afghane (schwarzer), Libanese (roter), Marokkaner (grüner), Türke (grüner): Handelsformen von Haschisch
Angel Dust: bezeichnet meist PCP (Phencyclidin) in Pulverform
Crack: durch Vermischung mit Backpulver entstehendes rauchbares Kokain
Crystal (auch *Crystal Speed, Crystal Meth*): in Form von Kristallen vorliegendes (damit u. a. rauchbares) Methamphetamin (s. auch *Ice*)
Dope: bezeichnet meist anregende Mittel, zuweilen auch Cannabis
Downs oder *Downers:* beruhigende Substanzen (Benzodiazepine, zuweilen auch Opioide)

bei intravenöser Heroininjektion). Methamphetamin kann über die Nasenschleimhaut aufgenommen werden; in besonders reiner kristalliner Form («Ice», «Crystal», «Freebase-Speed») lässt es sich auch rauchen, wobei der Wirkungseintritt sehr rasch erfolgt. Die Halbwertszeiten sind unterschiedlich, mit teilweise über 24 Stunden eher lang (im Gegensatz zur kurzen Halbwertszeit von Kokain).

Ecstasy: bedeutet oft das Entaktogen MDMA, zuweilen auch Mischungen aus MDMA, MDA und MDE. Liquid Ecstasy bezeichnet flüssige Aufbereitungen von MDMA oder der genannten Mischung, häufiger wohl GHB (Gammahydroxybuttersäure). Herbal Ecstasy ist ein unklar definiertes Pflanzengemisch ohne die genannten Entaktogene und hat auch nicht die typische Ecstasywirkung.
Freebase: rauchbare Form des Kokains, welche anders als Crack aufbereitet wurde (z. B. nach Aufkochen mit Ammoniakverbindungen)
Freebase Speed: rauchbare Form von Methamphetamin
Frisco Speed: bezeichnet meist eine Mischung von Heroin, Kokain und LSD
Gras(s), Heu: Szeneausdruck meist für Marihuana
H (sprich: eitsch): Abkürzung für Heroin; eine angefügte Zahl bezeichnet den Reinheitsgrad (H4 ist z. B. sehr reines Heroin)
Ice (ICE): häufige Bezeichnung für eine kristalline (rauchbare und injizierbare) Aufbereitung von Methamphetamin
Ket (Vitamin K): Ketamin
Magic Mushrooms: bezeichnet in der Regel Psilocybe-Pilze
Psilos: Pilze der Gattung Psilocybe
Speed: Aufputschmittel, typischerweise Amphetamine
Speedball: meist Synonym für eine Mischung aus Kokain und Heroin, zuweilen für andere Kombinationen von Psychostimulantien mit Opioiden
Shit: Szeneausdruck für Haschisch
Trip: Halluzinogenrausch, speziell mit LSD
Ups oder *Uppers:* Bezeichnung für Psychostimulantien

Körperliche Effekte. Hier sind in erster Linie Blutdruckanstieg, Pulsbeschleunigung sowie Bronchialerweiterung zu nennen, daneben Vergrößerung der Pupillen und Erhöhung der Körpertemperatur, was sich durch Anregung des Sympathikus erklären lässt. Dies geschieht nicht direkt durch Anlagerung an Rezeptoren – wie man angesichts der strukturellen Ähnlichkeit zwischen Katecholamintransmittern und Amphetaminen erwarten könnte –, sondern indirekt durch die Freisetzung von Dopamin und Noradrenalin (zudem durch Hemmung der präsynaptischen Wiederaufnahme sowie Inaktivierung des abbauenden Enzyms MAO); beides führt zu besserer Verfügbarkeit der Monoamintransmitter im synaptischen Spalt. Effekte und Wirkmechanismen der Amphetamine gleichen somit mehr oder weniger denen des Kokains.

Die Verminderung der Magen-Darm-Tätigkeit und das Nachlassen des Hungergefühls stellen eine für viele Konsumenten erwünschte Nebenwirkung dar; wie erwähnt, wurden die Substanzen zeitweise als Appetitzügler eingesetzt.

Antriebssteigerung. Diese Hauptwirkung der Psychostimulantien äußert sich in verminderter Ermüdbarkeit, Unterdrückung des Schlafes, erhöhter Leistungsfähigkeit; oft finden sich Bewegungs- und Rededrang. Besonders bei höheren Dosen ist nicht selten gesteigerte Aggressivität zu beobachten.

Psychostimulantien und ADHS

Amphetamine bzw. ähnliche Stoffe, z. B. Methylphenidat (Ritalin®, Medikinet®, CONCERTA®), werden bekanntlich zur Behandlung von Hyperaktivitätsstörungen im Kindesalter eingesetzt. Interessanterweise dämpfen diese bei gesunden Erwachsenen aktivierend wirkenden Substanzen bei hyperaktiven Kindern Unruhe und Impulsivität, verbessern dabei auch die Aufmerksamkeit. Es wird diskutiert, dass die pharmakologisch induzierte Erhöhung des Dopaminspiegels die Betroffenen davon abhält, durch Selbststimulation in Form des unruhigen Verhaltens ein Defizit in diesem Transmittersystem auszugleichen. Bei sachgemäßer Dosierung gelten die Nebenwirkungen als vergleichsweise gering; dringend zu beachten allerdings sind mögliche Störungen des Wachstums, weshalb Therapiepausen sinnvoll scheinen. Das Abhängigkeitspotential gilt bei dieser Indikation als niedrig; möglicherweise wird dadurch sogar die Wahrscheinlichkeit einer späteren Drogenkarriere vermindert.

Euphorisierung. Wie bei Kokain ist dieser Effekt meist stark ausgeprägt; intravenöse Injektion produziert dabei besonderes Hochgefühl, vergleichbar jenem bei Heroin. Dies führt oft zu

Selbstüberschätzung, sodass zusammen mit Aktivitätssteigerung und Rededrang sich das Bild eines manischen Syndroms bietet.

Psychotische Symptomatik. Speziell bei Einnahme höherer Dosen kann es zu Wahnvorstellungen und Halluzinationen kommen, die denen im Rahmen paranoider Schizophrenien gleichen («Amphetaminpsychosen», Folge von Aktivierung dopaminerger mesolimbischer Bahnen).

Akute Amphetaminintoxikation. Diese bietet je nach Dosierung und Erfahrung der Konsumenten ein unterschiedliches Bild. Bei niedrigen (im Fall von Toleranzentwicklung auch höheren) Dosen zeigt sich euphorische Überaktivität mit Unternehmungs- und Rededrang; Schlafbedürfnis und Hunger werden nicht verspürt. Die Verhaltensweisen können an die hypomanischer oder manischer Personen erinnern.

Bei höheren Dosen findet sich eine deutliche Steigerung der Aktivität bis hin zu Erregungszuständen mit aggressiven Ausbrüchen; psychotische Symptome mit Wahn und Halluzinationen sind dann nicht selten. Diesbezüglich traurige Berühmtheit hat in letzter Zeit die aus Thailand auch in westliche Länder eingeführte Substanz YABA erlangt – was in der Landessprache «verrückte Medizin» bedeutet. Konsum der wie Ecstasy aussehenden, reines Methamphetamin enthaltenden Pillen hat wiederholt zu schweren wahnhaften Zuständen mit Fremd- und Selbstgefährdung geführt.

Die Überaktivierung des sympathischen Nervensystems zeigt sich in Tremor, verstärkten Kreislaufreaktionen (zuweilen mit der Folge von Herzrhythmusstörungen, Herzinfarkten oder Schlaganfällen); auch hohes Fieber, Schüttelfrost, epileptische Anfälle können auftreten und einen lebensbedrohlichen Zustand darstellen.

Verzögerte Effekte. Im Anschluss an eine Amphetaminintoxikation werden oft ein starkes Schlafbedürfnis sowie depressive Zustände beobachtet, was nicht selten veranlasst, weitere Substanzen zuzuführen. Diese Symptome lassen sich im Wesentlichen als Rebound-Effekte interpretieren.

Toleranz und Entzugssymptomatik; Missbrauch und Abhängigkeit. Gewöhnung entwickelt sich rasch und sehr stark: Dauerkonsumenten werfen oft eine Handvoll Pillen ein, von denen eine einzelne bei anderen Personen bereits erhebliche Effekte hervorriefe. Als Mechanismus wird eine Verminderung der Rezeptorzahl oder Empfindlichkeit diskutiert, eventuell Gegenregulationen auf Ebene der nachgeschalteten Signaltransduktion. Auch hier zeigt sich zuweilen eine Sensitivierung (gesteigerte Empfindlichkeit nach häufigerem Gebrauch).

Entzugserscheinungen äußern sich häufig in Form von Depressivität, dysphorischer Stimmung, gesteigertem Appetit, verändertem Schlafbedürfnis, Verlangsamung, auch Agitiertheit. Was dabei Reboundphänomene sind und was regelrechte Entzugssymptomatik darstellt, ist schwer zu entscheiden.

Amphetaminmissbrauch ist in bestimmten Kreisen recht verbreitet; es ist davon auszugehen, dass einige Konsumenten die Kriterien eines echten Abhängigkeitssyndroms erfüllen. Vom oben erwähnten YABA sollen in Thailand über eine Million Menschen abhängig sein.

Spätfolgen zeigen sich nicht zuletzt im Herz-Kreislauf-System (Herzinfarkte, Rhythmusstörungen, Schlaganfälle als direkte Folgen sowohl akuter Intoxikation wie auch des Dauerkonsums). Bei intravenöser Applikation ist das Risiko für Hepatitis- sowie HIV-Infektion erhöht. Dauerkonsumenten zeigen vermehrt psychische Auffälligkeiten: Neben depressiven Verstimmungen (mit erhöhtem Suizidrisiko) sind Amphetaminpsychosen zu nennen, die nicht selten stationäre Behandlung erfordern. Weiter lassen sich die auch im Tierversuch nachweisbaren stereotypen Verhaltensweisen beobachten, zudem Ausbrüche von Aggressivität.

4.3 Koffein

Allgemeines. Koffein (als Pharmakon korrekter Coffein zu schreiben, als Inhaltsstoff der Teeblätter zuweilen Thein genannt) ist ein psychostimulierendes Alkaloid; es findet sich in zahlreichen Pflanzenspezies, so in den Früchten des Kaffeestrauchs und des Kakaobaums, in den Blättern des Teestrauches oder in den v. a. in Westafrika wachsenden Nüssen des Kolabaums. Auch der aus Blättern der Stechpalmenart Ilex paraguariensis gewonnene Matetee enthält als wichtigsten psychoaktiven Stoff Koffein. Entsprechend findet sich die Substanz in diversen Nahrungsmitteln (zu Coca-Cola siehe Abschnitt 3.1). Schokolade, welche aus Kakaobohnen hergestellt wird, enthält somit ebenfalls Koffein, dessen psychostimulatorischer Effekt gegenüber den Wirkungen anderer Inhaltsstoffe jedoch im Allgemeinen nicht zum Tragen kommt. Nach noch zu bestätigenden Befunden enthält Schokolade Substanzen, die dem Hauptwirkstoff der Cannabispflanze, dem THC, ähnlich sind, möglicherweise Anandamid, einen Stoff, der im Körper selbst produziert wird und an THC-Rezeptoren bindet (welcher somit ein sogenannter physiologischer Ligand ist).

Koffein wird etwa binnen 90 Minuten vollständig resorbiert, eine für die psychotrope Wirkung ausreichende Konzentration im Blut ist jedoch schon 30 bis 45 Minuten nach Aufnahme erreicht. Es verteilt sich weitgehend gleichmäßig in Körpergeweben und passiert gut die Blut-Hirn-Schranke.

Unmittelbare Wirkungen und ihre Mechanismen. Der wichtigste psychotrope Effekt ist (neben leichter Euphorisierung) eine Aktivitätserhöhung, welche sich als Gefühl größerer Wachheit und gesteigerter Leistungsfähigkeit bemerkbar macht. Diese Koffeinwirkung scheint v. a. an der Großhirnrinde zu Stande zu kommen. Die körperlichen Effekte und ihre Mechanismen sind nicht in allen Einzelheiten geklärt: An einigen Gefäßen soll es zur Erweiterung, an anderen hingegen zu Verengung kommen, am Herzen zu Frequenzerhöhung (eventuell auch zu Arrhythmien) sowie zu verstärkter Kontraktionsleistung. Deutlich zeigt sich die gefäßaktive Wirkung an der positiven Beeinflussung gefäßbedingter Kopfschmerzen (insbesondere von Migräne). Weiter erhöht Koffein die Magensekretion und wirkt harntreibend.

Als wichtiger Wirkmechanismus wird die Blockade von Bindungsstellen für das in seiner Bedeutung noch nicht ausreichend erforschte Adenosin betrachtet; dessen Rezeptoren sitzen einerseits an der glatten Muskulatur von Gefäßen und Bronchien, andererseits an Neuronen. Ihre Stimulierung führt an der glatten Gefäßmuskulatur zu Tonusveränderungen; an den Neuronen wird die Ausschüttung diverser Transmitter gehemmt. Blockiert nun das dem Adenosin strukturell ähnliche Koffein Rezeptoren, werden diese Transmitter vermehrt freigesetzt. Speziell die Verstärkung der Übertragung an noradrenergen und dopaminergen Neuronen wird als Mechanismus der Aktivierung (und der mäßigen Euphorisierung) angesehen. Nach einem anderen Wirkmodell blockiert die Substanz die Phosphodiesterase, ein Enzym, welches die Wirkung an bestimmten Rezeptoren beendet (Eingriff in die sogenannte nachgeschaltete Signaltransduktion); Koffein verstärkt somit indirekt die Effekte von Rezeptorbesetzung.

Akute Intoxikationen bieten selten ein dramatisches Bild, da die Substanz wenig toxisch ist und lebensbedrohliche Dosen (etwa 100 Tassen in kurzer Zeit) de facto nicht konsumiert werden können. Starker Genuss kann Unruhe, Schlaflosigkeit, Herzjagen, Rhythmusstörungen und Zittern hervorrufen; diese Symptome bilden sich nach Abstinenz rasch zurück. Diskutiert wird allerdings, dass übermäßiger Koffeinkonsum Panikattacken auslösen kann.

Toleranz und Entzugserscheinungen; Missbrauch und Abhängigkeit; langfristige Folgen von Koffeinkonsum. Gegenüber den Koffeineffekten entwickelt sich bei starken und regelmäßigen Kaffee- und Teetrinkern mäßige Toleranz (Folge einer Vermehrung von Adenosinrezeptoren in der Hirnrinde, vielleicht auch einer beschleunigten Metabolisierung).

Entzugserscheinungen können bei gewohnheitsmäßigen Konsumenten auftreten, sind jedoch in der Regel wenig dramatisch und teilweise Rebound-Effekte: Müdigkeit, Dysphorie, Nachlassen der Konzentration und Leistungsfähigkeit. Ein echtes Entzugsphänomen ist hingegen Kopfschmerz, der nach Kaffeeabstinenz auch bei diesbezüglich nicht belasteten Personen auftreten kann. Koffein wird wegen seiner vasoaktiven Eigenschaften bekanntlich als Selbsttherapie gegen Kopfschmerzen benutzt; entsprechend treten bei abruptem Absetzen Gegenreaktionen auf.

Ab welcher Menge bei Kaffee oder Tee von Missbrauch gesprochen werden kann, ist schwer zu entscheiden, v. a. weil die Schädlichkeit des chronischen Konsums nicht sicher nachgewiesen ist. Eine Abhängigkeit von Koffein ist bei zahlreichen Personen zweifellos gegeben, wobei hier die psychischen Komponenten der Abhängigkeit (das «Craving») vorwiegen.

Zur Debatte steht, dass ausgiebiger Koffeinkonsum – speziell in Form von Kaffee – das Risiko für Herzinfarkte und Schlaganfälle erhöht; augenblicklich lässt sich dies nicht ausschließen,

Zur Geschichte des Kaffeetrinkens

Die ursprüngliche Heimat des Kaffeestrauches (Coffea arabica) ist das äthiopische Hochland; von dem dortigen Ort Kafa soll sich der Name ableiten. Angeblich wurden Hirten auf die stimulierende Wirkung aufmerksam, als Ziegen nach Fressen der Früchte ungewöhnliche Aktivität zeigten. Anfangs kaute man wohl die Bohnen, das Trinken der aufgebrühten gerösteten Bohnen setzte sich erst später durch. Über Mekkapilger gelangte der Kaffee zunächst in den arabischen Raum, schließlich zu Beginn des 17. Jahrhunderts nach Europa. Nachdem die türkischen Belagerer 1683 bei ihrem Abzug zahlreiche Säcke mit Kaffeebohnen zurückgelassen hatten, entstanden mit diesem «Anfangskapital» die Wiener Kaffeehäuser. Sehr bald setzte sich das Getränk dank seiner euphorisierend-anregenden Wirkung nicht zuletzt in Intellektuellenkreisen durch. Kant, Voltaire und Rousseau sollen begeisterte Kaffeetrinker gewesen sein. Ein extremer Konsument war der Romanschriftsteller Balzac, der seine oft zwanzigstündigen Arbeitstage nur mit Hilfe dieses Psychostimulans durchhalten konnte.

weshalb Herzkranke Koffein wohl besser nur in Maßen trinken sollten. Widersprüchlich in der Literatur beantwortet ist, ob bei starken Koffeinkonsumenten bösartige Neubildungen häufiger zu beobachten sind; möglicherweise erhöht sich wegen der Röststoffe das Risiko für die Entwicklung von Karzinomen der Harnblase, während bei Kaffeetrinkern Dickdarmkrebs vielleicht seltener ist. Die gesundheitlichen Folgen dürften nicht zuletzt von den sonstigen Inhaltsstoffen der Getränke abhängen. So enthält grüner Tee zahlreiche Antioxidantien, also die Tumorbildung erschwerende Stoffe, schwarzer Tee möglicherweise die protektiven Tannine.

5 Cannabis (Marihuana, Haschisch)

5.1 Die Hanfpflanze und ihre psychoaktiven Produkte

Als Cannabis (unmissverständlicher: Cannabinoide) bezeichnet man die psychoaktiven Substanzen der Hanfpflanze Cannabis sativa. Die Unterteilung der Gattung Cannabis (aus der Familie der Cannabinaceae, der Hanfgewächse) wird nicht einheitlich vorgenommen: Nach Auffassung einiger Botaniker existieren in dieser Gattung mindestens zwei verschiedene Arten, Cannabis sativa und Cannabis indica. Nach anderer Meinung lassen sich überhaupt nur Unterarten der einzigen Spezies Cannabis sativa unterscheiden; sie werden als C. sativa sativa und C. sativa indica (bzw. C. sativa var. indica) bezeichnet; zusätzliche Missverständnisse resultieren daraus, dass für Cannabis sativa zahlreiche Synonyme gebraucht werden, etwa C. americana, C. chinensis und eben auch C. indica. Wie immer die Einteilung gehandhabt wird: Der Gehalt des wichtigsten psychoaktiven Stoffes, Delta-9-Tetrahydrocannabinol (THC), ist im indischen Hanf, also in C. indica bzw. C. sativa indica, deutlich höher als in den anderen Arten oder Unterarten.

Die Hanfpflanze – deren ursprüngliche Heimat vermutlich Zentralasien ist, die mittlerweile aber teils über Verbreitung auf natürlichen Wegen, teils dank menschlichen Einflusses in weiten Teilen der Welt wächst – liefert mit ihren Fasern einerseits das Grundmaterial zur Herstellung qualitativ hochwertiger Seile und ist andererseits Produzent zahlreicher psychoaktiver Substanzen, der Cannabinoide (oder Cannabinole) – die übrigens nicht zu den Alkaloiden gehören. Wahrscheinlich wurde das Harz der Pflanze schon vor Jahrtausenden in der chinesischen Medizin als Sedativum eingesetzt; andere Bestandteile wurden vermutlich als Rauschmittel benutzt. Bekannt ist die Schilderung des griechischen Reisenden und Schriftstellers Herodot im 5. vorchristlichen Jahrhundert; danach bauten die Skythen nach der Beerdigung eines bedeutsamen Toten eine Art Sauna aus Stöcken und Zelttüchern, wobei sie zur Berauschung Hanfsamen auf die heißen Steine warfen. Archäologische Funde in skythischen Hügelgräbern bestätigten Herodots Bericht; es fand sich dort das beschriebene Zubehör zusammen mit einer großen Menge Samen.

In Europa war die Pflanze lange als Heilmittel unbekannt; erst gegen Ende des 19. Jahrhunderts erfolgte ihre Verbreitung, u. a. zur Behandlung von Schlaflosigkeit, schmerzhafter Zustände und von Atemwegserkrankungen. Als nicht verkehrsfähiges Betäubungsmittel hatte Cannabis zunächst nur geringe Bedeutung in der Medizin. Nachdem mittlerweile die immunsuppressiven, analgetischen sowie antiemetischen Eigenschaften der Cannabinoide entdeckt wurden, ist THC als Wirkstoff zugelassen – liegt in Deutschland jedoch augenblicklich nicht in Form eines Fertigpräparats vor.

Als Rauschmittel spielt Cannabis in den meisten Teilen der Welt seit Jahrhunderten eine Rolle, so auch im Rahmen religiöser Zeremonien zur Bewusstseinserweiterung. Zudem scheint es nicht selten gezielt eingesetzt worden zu sein, um die Konsumenten in eine ungebremst aggressive (oder autoaggressive, mit anderen Worten: suizidale) Stimmung zu versetzen.

Auch als Genussdroge mit entspannend-euphorisierender Wirkung ist es weit verbreitet, etwa in Nordafrika. («Kiffen» kommt vom arabischen Wort «kif», welches meist eine Mischung aus Blüten und Blättern der weiblichen Hanfpflanze bezeichnet.) In verschiedenen islamischen Ländern, in denen Alkoholgenuss streng verboten ist und mit drakonischen Strafen geahndet wird, ist der Konsum von Cannabis legal oder wird zumindest nicht verfolgt. Sehr populär – und kein geringes gesundheitliches und volkswirtschaftliches Problem – ist er auch in Westeuropa und den USA.

In der Hanfpflanze (speziell der weiblichen) finden sich hunderte Inhaltsstoffe, darunter etwa 60, die der Klasse der Cannabinoide angehören und damit auch mehr oder weniger psychoaktiv wirken. Mutmaßlicher Hauptwirkstoff und mit Abstand am besten untersucht ist das Delta-9-Tetrahydrocannabinol (THC), während die Bedeutung der anderen Cannabinoide nur bedingt geklärt ist.

Besonders hohe Konzentrationen von Cannabinoiden enthalten die Blüten- und Fruchtstände der Hanfpflanze, niedrigere die Blätter, während in Stängeln und Wurzeln der Gehalt sehr gering ist. Nach Gewinnungsart sind hauptsächlich zwei verschiedene Arten von Cannabisprodukten zu unterscheiden: Als Marihuana (im Jargon: Gras, Heu, Pot) werden die Spitzentriebe bezeichnet, als Haschisch (Hasch, Shit) das Harz der weiblichen Pflanze, welches als bräunliches, gepresstes Produkt in den Handel kommt; Haschisch ist etwa fünf- bis zehnmal wirkungsvoller als Marihuana. In Amerika, speziell den USA, wird Cannabis hauptsächlich in Form von Marihuana konsumiert, und in amerikanischen Publikationen werden sogar Cannabis und Marihuana häufig gleichgesetzt; in Asien kommt Cannabis zumeist in Form von Haschisch auf den Markt, in Europa wird sowohl Haschisch wie Marihuana konsumiert. Entsprechend stammt der Großteil des importierten Marihuanas vom amerikanischen Kontinent, Haschisch hingegen vorwiegend aus Asien und Nordafrika (z. B. «grüner Türke», «grüner Marokkaner», «roter Libanese», «schwarzer Afghane»). Für die Diskussion über die Schädlichkeit der Droge ist nicht unwesentlich, dass der THC-Gehalt der Cannabisprodukte in den letzten Jahrzehnten deutlich angestiegen ist.

5.2 Zubereitungen und Aufnahme

Cannabisprodukte werden typischerweise geraucht, oft mit Tabak vermischt, Marihuana vorwiegend in Zigaretten, Haschisch häufig in Pfeifen. Die Zigarette («Joint») raucht man oft durch die hohle Hand, um durch Beimischung von Sauerstoff die Decarboxylierung unwirksamer Inhaltsstoffe in das potente THC zu fördern. Prinzipiell können die Produkte auch oral in festen Speisen (beispielsweise Gebäck) oder Getränken (etwa gemischt mit Wein) konsumiert werden; die Resorption ist hier jedoch im

Allgemeinen schlechter und inkonstanter, somit die Effekte weniger genau vorherzusagen; hoher Fettgehalt der mit den Cannabisprodukten konsumierten Nahrung verbessert die Resorption.

Inhalierte Cannabinoide gelangen schnell ins Blut, werden hingegen bei oralem Konsum nur langsam resorbiert; sie dringen rasch in die Organe (darunter das Gehirn), wobei fettreiche Gewebe besonders gut einlagern; von dort erfolgt eine sehr verzögerte Freisetzung, sodass THC noch Wochen nach dem Konsum nachzuweisen ist.

5.3 Unmittelbare Effekte

Allgemeines; Cannabisrezeptoren. Die Wirkungen treten beim Rauchen von Cannabisprodukten etwa nach 15 bis 40 Minuten in maximaler Stärke auf und können mehrere Stunden anhalten, auch wenn der THC-Spiegel mittlerweile deutlich abgesunken ist. Bei oraler Aufnahme zeigen sich die stärksten psychotropen Effekte erst nach einigen Stunden.

Wesentliche, wenn auch nicht bei allen Konsumenten in gleicher Weise zu beobachtende Effekte sind Euphorisierung, zumindest in höheren Dosen Sedierung mit Nachlassen von Konzentration und Reaktionsgeschwindigkeit sowie inkonstante psychedelische («bewusstseinserweiternde») Wirkungen; hinzu kommen diverse körperliche Begleiterscheinungen. Daneben kann es zu unvorhersehbaren Reaktionen in Form von Gewaltausbrüchen und Situationsverkennung kommen, vereinzelt zu Wahnsymptomatik.

Die einzelnen Effekte wurden besser verständlich, als man die Existenz von Cannabisrezeptoren (THC-Rezeptoren) nachwies und ihre Lokalisation bestimmte. Augenblicklich sind zwei Typen solcher Bindungsstellen bekannt, ein vorwiegend zentralnervös lokalisierter CB1-Rezeptor sowie ein peripher, hauptsächlich in lymphatischen Organen zu findender Typ CB2. CB1-Rezeptoren lassen sich in fast allen Strukturen des Zentralnervensystems finden, auch im Rückenmark, allerdings kaum in vegetativ regulierenden Strukturen des Hirnstamms wie Kreislauf- und Atemzentrum. Ihre Besetzung führt offenbar in diversen Nervenbahnen zu verminderter Transmitterausschüttung. Die so eintretende Hemmung der Glutamatfreisetzung kann einige Cannabiseffekte zwanglos erklären.

Der CB2-Rezeptor lässt sich vorwiegend in Strukturen des Immunsystems nachweisen (u. a. in Lymphknoten), wobei es sich ebenfalls um einen hemmenden Rezeptor handeln dürfte; dies würde die immunsuppressive Wirkung von Cannabinoiden verständlich machen.

Die Existenz spezifischer Rezeptoren legt das Vorhandensein endogener Liganden (körpereigener dort andockender Substanzen) nahe, von denen mit Anandamid wohl bereits ein sehr bedeutsamer gefunden werden konnte. Inzwischen ist auch ein Cannabinoidrezeptorantagonist zur Behandlung von Übergewicht auf dem Markt.

Euphorisierung. Einsetzen einer euphorischen Stimmung ist ein nicht unerheblicher Cannabinoideffekt; allerdings ist diese milde Form nicht mit jenem extremen Glücksgefühl mit Selbstüberschätzung bei Amphetamin- oder Kokainkonsumenten vergleichbar; eher ließe sie sich als angenehm-entspannte («wurstige») Zufriedenheit charakterisieren; zuweilen nimmt sie, speziell bei Anfängern, die Gestalt ausgelassener Albernheit an. Der Wirkmechanismus dürfte, wie bei den meisten euphorisierenden Stoffen, auf einem Dopaminagonismus am Nucleus accumbens basieren. Möglicherweise ist die Euphorisierung durch Cannabinoide auch eine Folge der Stimulierung des endogenen Opioidsystems, da sich dieser Effekt durch Opiatantagonisten blockieren lässt.

Sedierung. In niedrigen Mengen kann Cannabis psychostimulierend wirken; in mittleren und höheren Dosen wird typischerweise Sedierung beobachtet, die sich in Verlängerung der Reaktionszeit, Beeinträchtigung der Wahrnehmung sowie Störungen der Informationsverarbeitung zeigt. Man muss davon ausgehen, dass lange (möglicherweise bis zu 24 Stunden) nach Konsum die Fahrtüchtigkeit beeinträchtigt ist. Weiter werden als unmittelbare Cannabiseffekte Störungen der Speicherfähigkeit des Gedächtnisses beschrieben (nicht hingegen des Abrufens von bereits Erworbenem). Die sedierende Wirkung zeigt sich zumeist in Angstreduktion (Anxiolyse) sowie in Verminderung der Aggressivität (siehe unten zu eventuellen gegenteiligen Effekten); nach höheren Dosen tritt häufig Schlafbedürfnis auf. Als Mechanismen diskutiert werden ein Agonismus an GABA-Rezeptoren oder Hemmung des glutamatergen Systems.

Psychedelische Effekte. Psychedelische («die Seele öffnende») Effekte manifestieren sich speziell bei höheren THC-Konzentrationen im Plasma – und sind möglicherweise durch Beeinflussung des serotonergen Systems zu erklären. Typisch ist eine intensivierte Wahrnehmung von Tönen und Farben; einzelne, sonst im Hintergrundrauschen untergehende oder rasch der Habituation unterliegende Reize werden mit gesteigerter Aufmerksamkeit beachtet. Echte Halluzinationen sind selten; hingegen wird häufig über das Auftauchen traumähnlicher Vorstellungen und Bilder berichtet. Sehr auffällig ist die veränderte Zeitwahrnehmung, die sich auch objektivieren lässt: Vorgegebene Zeitintervalle werden nach Cannabiskonsum deutlich länger geschätzt; Bewegungen scheinen verlangsamt.

Atypische affektive Reaktionen. Cannabinoide wirken typischerweise sedierend-anxiolytisch; bei höheren Dosen und speziell bei Erstkonsumenten kann es zu Unruhe und Angst bis hin zu Panikzuständen kommen («Horrortrips», «Bad Trips»); diese Effekte des an sich eher hemmend wirkenden Cannabis wären gut als Disinhibition, als Hemmung inhibierender Bahnen, zu erklären. Selten ist nach sehr hohen Dosen ein akuter Verwirrtheitszustand zu beobachten (toxisches Delirium).

Die Wirkung auf das Aggressionsverhalten ist nicht eindeutig geklärt. Die französischen und spanischen Worte für Mörder (*assassin* und *asesino*) werden von «hashishin» abgeleitet, dem arabischen Wort für Haschischkonsumenten – bestimmte Sekten dort sollen unter Einfluss der Droge gnadenlos gemordet haben. Auch einige Tierexperimente zeigten erhöhte Aggressivität nach Marihuanagabe; jedoch werden auch gegenteilige Befunde referiert. Aggressionsausbrüche nach Cannabiskonsum treten möglicherweise nur bei bestimmten Persönlichkeitstypen auf (oder unter bestimmten Erwartungshaltungen und Instruktionen).

Psychotische Reaktionen und Cannabispsychosen. Halluzinationen und Wahnvorstellungen, auch Depersonalisationsphänomene, werden nach der Einnahme v. a. höherer Dosen beobachtet – angesichts der dopaminagonistischen Effekte der Cannabinoide nicht überraschend. Ein solches Störungsbild kann lange über den akuten Konsum hinaus anhalten. Auch ließ sich zeigen, dass bei Schizophrenen, die Marihuana konsumierten, erneute psychotische Episoden häufiger auftraten.

Früher wurde häufig von einer «Cannabispsychose» gesprochen. Allerdings besteht Unsicherheit über die Eigenständigkeit des Störungsbildes und seine Abgrenzung von anderen schizophrenen Störungen. Auch ist es schwer, die psychopathologischen Veränderungen ausschließlich auf die psychotropen Effekte der Cannabisprodukte zurückzuführen; zumindest denkbar wäre es, dass lediglich eine sich anbahnende Psychose ausgelöst wird oder dass die Patienten versuchen, sich durch die sedierende Substanz von ihren psychotischen Vorstellungen zu befreien bzw. Negativsymptome wie Antriebs- und Freudlosigkeit zu vertreiben. Gleichwohl ist es eine plausible Annahme, dass Konsum von Cannabinoiden – wenigstens in höheren Dosen – schizophrene Positivsymptomatik (also Wahn und Halluzinationen) intensiviert.

Körperliche Begleiterscheinungen. Auftretende Reaktionen, insbesondere Pulsbeschleunigung und Blutdruckerhöhung, entsprechen im Wesentlichen einer Sympathikusaktivierung. Diese Effekte verlieren sich nach wiederholtem Konsum, kehren sich zuweilen sogar um (Verringerung der Herzfrequenz und Absinken des Blutdrucks). Weiter führt THC zu Erweiterung der Bronchien, was jedoch durch die Bronchien verengende Wirkung der mit dem Rauch aufgenommenen Teerpartikel weitgehend aufgehoben wird. Eindeutige Pupillenreaktionen werden nicht beschrieben (zuweilen Erweiterung), während eine akute Rötung der Bindehaut («konjunktivale Injektion») als recht charakteristisch gilt. Interessanterweise wird oft eine auffällige

Der Cannabisrausch in der Literatur

Angesichts der beschriebenen Effekte ist es nicht verwunderlich, dass auch Literaten Erfahrung mit Cannabis sammelten und ihre Eindrücke zu Papier brachten, umso mehr als die Substanzen preiswert und lange völlig legal zu besorgen waren. Am berühmtesten sind hier wohl die Schilderungen einer Gruppe französischer Dichter Mitte des 19. Jahrhunderts, zu der u. a. Charles Baudelaire, Arthur Rimbaud, Théophile Gautier und Gérard de Nerval zählten. Sie gründeten 1840 den «Club des Haschischins» und verarbeiteten die Eindrücke ihrer Selbstversuche auf literarische Weise. Das berühmteste literarische Produkt dieser Zusammenkünfte ist zweifellos Baudelaires erst 1860 vollständig erschienenes Buch *Les Paradis artificiels* («Die künstlichen Paradiese»); sein erster Teil *Le Poème du Haschisch* («Gedicht vom Haschisch») widmet sich den Effekten dieser Substanz, während der zweite Teil *Un Mangeur d'Opium* im Wesentlichen eine Wiedergabe von Texten des romantischen Dichters de Quincey darstellt, den Baudelaire, welcher in nicht geringem Maße selbst auch Opium konsumierte, sehr verehrte (siehe Kasten *Opium und die Dichter* in Kapitel 2).

Rückblickend ist das Unternehmen jedoch als Misserfolg zu bezeichnen. Nicht nur, dass die euphorischen Schilderungen der Cannabiseffekte keineswegs zu einer breiteren Akzeptanz der Droge führten; auch das weitere Schicksal der «Clubmitglieder» lässt sich nicht eben als Werbung für Rauschmittelkonsum interpretieren: Baudelaire verstarb (nachdem er bereits mit 24 Jahren, in der Zeit des Haschischclubs, einen Selbstmordversuch unternommen hatte), von seiner Familie entmündigt und enterbt, der Trunksucht ergeben und an einer Geschlechtskrankheit leidend, im Alter von 46 Jahren; Nerval verfiel dem Wahnsinn und suizidierte sich mit 47 Jahren, Rimbaud starb, gelähmt und völlig verarmt, bereits mit 37 Lebensjahren; lediglich Gautier konnte mit 63 ein einigermaßen geregeltes Leben beenden.

Steigerung des Appetits beschrieben – was wenig zu einer Sympathikusaktivierung passt. Auf die Libido scheint akuter Cannabiskonsum hingegen wenig Einfluss zu haben.

Akute Intoxikation (Cannabisrausch). Die Symptome sind dosisabhängig, wobei die Beziehung zwischen THC-Plasmaspiegel und Reaktionen nur locker ist; hier spielen nicht zuletzt Erfahrungen und Erwartungshaltungen mit.

Nach geringen Dosen finden sich mäßige Sedierung (in sehr niedrigen eventuell Anregung) sowie eine am besten als wohlige Entspanntheit zu beschreibende Euphorisierung; dabei zeigen sich oft erste körperliche Reaktionen (Pulsbeschleunigung, Rötung der Bindehaut). Bei höheren THC-Konzentrationen verstärken sich diese Symptome, tritt zunehmende Sedierung ein und können Halluzinationen sowie Wahnvorstellungen auftreten; nach Konsum noch größerer Mengen wird eher über unangenehme psychische Zustände und störende körperliche Begleiterscheinungen berichtet (Übelkeit, Schwindel, Reizhusten, Mundtrockenheit).

Auch bei sehr hohen Dosen treten nie oder bestenfalls extrem selten Todesfälle auf; diese sind dann meist auf Beikonsum anderer Stoffe zurückzuführen. Cannabinoide gelten als wenig toxisch; die auf das Körpergewicht bezogenen Dosen, die im Tierversuch tödlich wirken, könnten von Menschen nur schwer konsumiert werden; dies ist durch das weitgehende Fehlen von Cannabinoidrezeptoren in den vegetativen Hirnstammzentren zu erklären.

Verzögerte Effekte. Ein «Hangover» kommt bei Cannabis eher selten vor, wie auch die bei Alkohol bekanntlich nicht ganz ungewöhnlichen Erinnerungslücken («Filmrisse») Ausnahmen darstellen. Allerdings soll sich zuweilen im Anschluss an Cannabiskonsum ein Gefühl der Apathie und Interesselosigkeit einstellen, dies allerdings bei durchaus nicht schlechter Stimmung.

Ein interessantes und in seiner Pathogenese nach wie vor ungeklärtes Phänomen ist das Auftreten von «Flashbacks», des Wiedererlebens von Eindrücken vorangegangenen Konsums im drogenfreien Zustand («Echorausch»). Unter reinen Cannabiskonsumenten wird dieses Phänomen selten beobachtet; häufiger tritt es hingegen bei Personen auf, die zusätzlich (oder ausschließlich) Halluzinogene (etwa LSD) zu sich nehmen. Auszuschließen ist, dass verzögert aus dem Gewebe freigesetztes THC die Symptome verursacht; es scheint sich um spontane Wiederholungen abgelaufener Hirnaktivität zu handeln.

5.4 Toleranz und Entzugserscheinungen; Missbrauch und Abhängigkeit

In Tierversuchen bleiben trotz hundertfacher Steigerung der Cannabisdosis die Effekte weitgehend gleich. Offenbar handelt es sich nicht um Anpassungsreaktionen hinsichtlich Aufnahme und Abbau der Substanz (z. B. durch Enzyminduktion wie bei Alkohol). Sie setzen am Ort der Wirkung selbst ein, etwa in Form von verminderter Signaltransduktion oder Veränderungen der Rezeptordichte (funktionelle Toleranz). Verglichen mit der extremen Gewöhnung gegenüber Opioideffekten dürfte Cannabinoidtoleranz beim Menschen eher geringe Bedeutung haben. Sie stellt sich vornehmlich gegenüber vegetativen Reaktionen wie Pulsbeschleunigung und Blutdrucksteigerung ein, weniger hinsichtlich der euphorisierenden und psychedelischen Wirkungen; allerdings wird bei anhaltendem Konsum zuweilen über ein Nachlassen des «High-Gefühls» berichtet. Im Gegenteil kann sogar «Sensitivierung» eintreten, indem erfahrene Konsumenten mit verringerten Dosen dieselben Rauscheffekte erzielen; möglicherweise basiert dies allein auf einer Verbesserung der Inhalationstechnik.

Entzugserscheinungen nach einer abrupten Unterbrechung des Konsums sind zwar nicht selten, jedoch eher schwach ausgeprägt. Teils handelt es sich um Reboundeffekte wie Unruhe, verminderten Appetit, verstärkten Speichelfluss oder erneutes Auftreten von Symptomen, die durch Cannabiskonsum unterdrückt wurden (z. B. depressive Verstimmungen). Zittern, Frösteln, Fieberzustände sowie Übelkeit und Erbrechen wurden ebenfalls beschrieben, während schwere Symptome wie beim

Alkoholentzug (Epilepsie, Delirien, starke Kreislaufreaktionen) nach Absetzen nicht zu erwarten sind.

Wann von Missbrauch gesprochen werden kann, ist eine ideologisch gefärbte Kontroverse; Tatsache ist, dass Cannabisprodukte unter das Betäubungsmittelgesetz gestellt sind, ihr Besitz somit prinzipiell strafbar ist (wenn auch häufig bei kleinen Mengen von Strafverfolgung abgesehen wird; siehe Kasten *Rechtliche Aspekte des Cannabiskonsums*). Keinesfalls stellt Cannabiseinnahme – obwohl zur Zeit möglicherweise etwas rückläufig – eine Seltenheit dar; realistisch dürfte es sein, in einigen Gruppen von Heranwachsenden, z. B. bestimmten Schülercliquen, über 20 % mehr oder weniger regelmäßige Konsumenten

Rechtliche Aspekte des Cannabiskonsums

Cannabis ist unter das BtMG gestellt, Besitz und Handel mit diesen Substanzen sind hierzulande somit prinzipiell strafbar. Im Gesetz wird allerdings ausdrücklich empfohlen, den Besitz kleiner, zum Eigengebrauch bestimmter Dosen nicht strafrechtlich zu verfolgen; gleichwohl ist die Droge damit nicht legalisiert, und die diesbezüglichen Forderungen einiger Politiker dürften in den nächsten Jahren kaum erfüllt werden. Eine gewisse rechtliche Grausituation ergibt sich bei der Anwendung von Cannabinoiden zu therapeutischen Zwecken, beispielsweise zur Symptomlinderung bei der Multiplen Sklerose. Zwar kann synthetisches THC in Apotheken zu Arzneimitteln verarbeitet und auf spezielle Rezepte (BtM-Rezepte) hin abgegeben werden; auch eine Zulassung eines THC-haltigen Fertigpräparats ist seit einiger Zeit in Deutschland in Vorbereitung. Offensichtlich bevorzugen viele Patienten, darunter solche mit Schmerzsyndromen, den (auch wesentlich preiswerteren) Konsum durch Rauchen; die behandelnden Ärzte versuchen dies zu berücksichtigen, obwohl die rechtliche Situation dabei alles andere als klar ist.

Illegal und in der Regel auch strafrechtlich von Belang ist in Deutschland der Vertrieb von Cannabis, insbesondere in großem Maße. Andererseits sind Erwerb und Besitz von Samen nicht unbedingt strafbar.

anzunehmen. Wie viele davon wirklich abhängig sind, ist schwer anzugeben; man scheint jedoch bislang das Abhängigkeitspotential der Droge unterschätzt zu haben. Die viel diskutierte Frage, ob Cannabis eine «Einstiegsdroge» ist, also Konsumenten in der Folgezeit häufiger zu «harten Drogen» wie Heroin oder Kokain greifen als Nichtkonsumenten, ist mit dem zur Verfügung stehenden Methodeninventar nicht mit letzter Sicherheit zu klären; keineswegs jedoch kann dieser Verdacht als völlig unbegründet zurückgewiesen werden.

Während sporadischer Cannabiskonsum – außer bei Personen mit speziellen Erkrankungen, besonders im Herz-Kreislauf-System – als vergleichsweise harmlos gilt (anders als etwa der von Ecstasy), ist regelmäßiges Rauchen von Marihuana oder Haschisch keineswegs so ungefährlich wie von verschiedenen Seiten suggeriert.

Da der Rauch von Marihuanazigaretten manche Karzinogene in höherer Konzentration enthält als der von Tabak und zur Erzielung einer psychotropen Wirkung meist tief inhaliert wird, ist eine deutlich erhöhte Wahrscheinlichkeit für die Entwicklung von Bronchialkarzinomen anzunehmen. Zudem gibt es Hinweise, dass bösartige Neubildungen im Mund-Rachen-Raum vermehrt auftreten; solche Fälle wurden bei vergleichsweise jungen Marihuanarauchern beschrieben. Nicht klar ist, ob es ausschließlich die Karzinogene des Rauches sind, die solche Entwicklungen begünstigen, oder ob die Cannabinoide (über eine Unterdrückung von Abwehrreaktionen) selbst die Entstehung fördern. Weiter ist gehäuftes Auftreten obstruktiver Bronchialerkrankungen bei Marihuanarauchern zu beobachten, speziell bei regelmäßigen Tabakkonsumenten.

Cannabinoide besitzen immunsuppressive Effekte, sodass bei chronischen Konsumenten eine erhöhte Infektionsanfälligkeit nicht unwahrscheinlich ist. Nach einigen Beobachtungen erfolgt bei HIV-positiven Marihuanakonsumenten der Übergang in Aids rascher (zu weiteren möglichen Folgen siehe Tabelle 5.1).

Cannabinoide überwinden die Plazentarschranke (gelangen auch in die Muttermilch). Konsumieren Schwangere Cannabis, kommt es häufiger zu Frühgeburten, und die Neugeborenen weisen geringeres Gewicht auf. Darüber hinaus wurden bei diesen Kindern später vermehrt Verhaltensauffälligkeiten sowie intellektuelle Beeinträchtigungen festgestellt; auch haben sie ein erhöhtes Risiko für bestimmte Leukämieformen. Angesichts eines wahrscheinlichen Beikonsums anderer Substanzen sowie spezifischer sozialer Bedingungen in den betrachteten Stichproben ist es schwer, dies als ausschließlichen Cannabiseffekt nachzuweisen. Keineswegs ist aber davon auszugehen, dass Cannabiskonsum während der Schwangerschaft folgenlos bleibt.

Dass Cannabisrauchen akut zu Halluzinationen und Wahnvorstellungen führen kann, die dem Bild einer paranoid-halluzinatorischen Schizophrenie gleichen und zuweilen den Beginn einer länger anhaltenden Störung markieren, wurde schon angeführt. Es ist allerdings nicht einfach, eine unzweifelhafte kausale Beziehung nachzuweisen, d. h. zu zeigen, dass ohne diesen einmaligen Cannabisrausch die psychische Störung sicher ausgeblieben wäre. Umstritten ist weiter, ob die Ausbildung chronisch verlaufender Schizophrenien begünstigt wird. Der (gut gesicherte) Zusammenhang zwischen Cannabiskonsum und Auftretenswahrscheinlichkeit für schizophrene Symptomatik könnte nach einigen (Cannabis eher wohlgesinnten) Autoren dadurch zu erklären sein, dass zu schizophrenen Störungen Disponierte häufiger Marihuana rauchen, oder gar, dass die Einnahme der Produkte einen Versuch der Selbstmedikation darstellt. Auch unter Berücksichtigung dieser Einwände gehen zunehmend mehr Wissenschaftler davon aus, dass längerer und stärkerer Cannabiskonsum einen eigenständigen Risikofaktor für die Entwicklung von Schizophrenie darstellt.

Auswirkungen auf intellektuelle Leistungen wurde in zahlreichen Studien untersucht – wobei ältere Arbeiten allerdings oft methodische Mängel aufweisen. Relativ einheitlich ergeben sich bei langjährigen und regelmäßigen Konsumenten hoher Cannabisdosen kognitive Beeinträchtigungen, besonders hinsichtlich Gedächtnisleistungen und Aufmerksamkeit. Bei Abstinenz lassen sich gewisse, jedoch nicht vollständige Verbesserungen beobachten.

Therapeutische Anwendung von Cannabis

Neben den angeführten hat die Einnahme von Cannabinoiden weitere Effekte, welche für die medizinische Anwendung früher schon Bedeutung hatten und diese allem Anschein nach verstärkt wiedererlangen.

So zeigen THC und seine Verwandten nachweislich analgetische Wirkung; offenbar greifen die Substanzen – ähnlich wie Opioide – vornehmlich zentral in die Schmerzregulation ein, zum einen im Hirnstamm, zum anderen hemmend im Rückenmark an der Umschaltstelle der Schmerzbahnen. Es werden enge Beziehungen zwischen Opioid- und Cannabinoidrezeptoren angenommen. Allerdings kommen Cannabinoide bei der Schmerzbekämpfung selten zum Einsatz, da relativ schwache, nicht unter das BtMG gestellte Opioide wie Tramadol bei besserer Kontrollierbarkeit therapeutisch wirkungsvoller sind.

Die augenblicklich relevanteste therapeutische Wirkung von Cannabinoiden dürfte der antiemetische (Brechreiz unterdrückende) Effekt sein; insbesondere in den USA wird dieser im Rahmen von Chemotherapien bei Krebspatienten genutzt. Dort liegt Delta-9-THC als Fertigpräparat zur oralen Einnahme vor und darf bei bestimmten Indikationen legal eingesetzt werden; es gibt jedoch Hinweise, dass die antiemetische Wirkung beim Rauchen von Marihuanazigaretten stärker ist. Weiter wurden Cannabinoide in mehreren Studien (speziell bei Aids- und Krebspatienten) zur Behandlung von Appetitlosigkeit eingesetzt.

Auch senken die Substanzen den Augeninnendruck, weshalb Anwendung als Antiglaukommittel denkbar wäre. Weiter sei erwähnt, dass Cannabinoide offenbar antiepileptisch und muskelrelaxierend wirken; nicht zuletzt wohl wegen ihres immunsuppressiven Effektes kommen sie häufiger auch bei Multipler Sklerose zum Einsatz.

Sehr kontrovers wird diskutiert, ob regelmäßiger Cannabiskonsum über längere Zeit zum Amotivationssyndrom (amotivationalen Syndrom) führt, einer gewissen Interessen- und Antriebslosigkeit sowie mangelnder Leistungsorientierung. Einige Autoren halten eine solche Entwicklung keineswegs für eindeutig nachgewiesen. Sie argumentieren, dass gehäuftes Auftreten amotivationaler Symptomatik keine kausale Relation beweise; das Syndrom könne Zeichen einer allgemeinen Depressivität sein, welche die Betroffenen durch Cannabinoide zu lindern versuchten.

Tabelle 5.1 Folgen chronischen Cannabiskonsums (nach Köhler, 2000, S. 150)

Störungsbild	Beschreibung	Kommentar
obstruktive Bronchialerkrankungen	Verlegungen der Atemwege	gut gesichert
Tumoren im Mund-Rachen-Bereich sowie der Atemwege	Mundhöhlen-, Rachen-, Kehlkopf- und Bronchialkarzinome	gut gesichert
Störungen des Immunsystems	u. a. höhere Anfälligkeit gegenüber Infektionen	nicht unwahrscheinlich
Fertilitätsstörungen	verminderte Spermiogenese; gestörte Fertilität bei Frauen	nicht auszuschließen
Schädigungen des Fetus	gehäufte Abgänge; verringertes Geburtsgewicht;	gut dokumentiert
	Verhaltensstörungen in späteren Jahren;	nicht sicher zu belegen
	gehäuftes Auftreten von Leukämie im Kindesalter	bleibt zu bestätigen
Induktion schizophrener Psychosen	Entwicklung von paranoid-halluzinatorischer Symptomatik	Kausalrelation unklar
kognitive Einschränkungen	Störungen insbesondere von Gedächtnisleistungen	diskrete Einschränkungen wahrscheinlich
amotivationales Syndrom	zunehmender Motivations- und Interessensverlust	Kausalrelation unklar

Abschließend ist zu erwähnen, dass in der Heilkunde zunehmend die positiven Effekte von Cannabisprodukten betont werden (siehe Kasten *Therapeutische Anwendung von Cannabis*).

6 Halluzinogene (Psychedelika)

6.1 Terminologische Vorbemerkungen; Überblick

Halluzinogen bedeutet «Halluzinationen erzeugend». Diese Bezeichnung dient zur Charakterisierung von Substanzen wie LSD oder Meskalin, zu deren wesentlichen Effekten visionäre Eindrücke, lebhafte bildliche Vorstellungen sowie Veränderungen der Wahrnehmung im Sinne von Intensivierung, oft auch einer gewisser Verzerrung, zählen; da aber regelrechte Halluzinationen, also (unkorrigierbare) Wahrnehmungen von real nicht Vorhandenem, eher eine seltene, zumindest keine konstante Wirkung darstellen, wird von einigen Autoren die Bezeichnung «Psychedelika» (« Seelenoffenbarende» oder «Seelenöffnende») bevorzugt; dieser Ausdruck will die «Bewusstseinserweiterung», speziell die neuen Eindrücke sowie die intensivierte Wahrnehmung, als den charakteristischen psychotropen Effekt herausheben. In den psychiatrisch-diagnostischen Manualen findet sich jedoch weiterhin der Begriff Halluzinogen; er soll hier trotz der genannten Unschärfe verwendet werden, nicht zuletzt weil die Bezeichnung «Psychedelika» den Drogen leichtfertig nicht vorhandene gewinnbringende Wirkungen unterstellt. Nicht durchgesetzt hat sich die Bezeichnung «Entheogene», etwa zu übersetzen mit «Stoffe, welche Gott zu verinnerlichen helfen». Mittlerweile weitgehend aus der wissenschaftlichen Literatur verschwunden sind die ebenfalls wenig treffenden Bezeichnungen «Psychotomimetika» (Psychosen hervorrufende Stoffe) und «Psychodysleptika» («psychisches Funktionieren beeinträchtigende Stoffe»).

Des Weiteren gibt es keine einheitliche Auffassung davon, welche Substanzen zu den Halluzinogenen bzw. Psychedelika zu rechnen sind. Wenig Dissens besteht über die diesbezügliche Zuordnung von LSD, Meskalin und Psilocybin sowie der Anticholinergika (etwa Atropin und Scopolamin in Nachtschattengewächsen oder Muscimol im Fliegenpilz). Hingegen werden ringsubstituierte Amphetaminderivate, z.B. das 3,4-Methylendioxy-Methamphetamin (MDMA oder Ecstasy), von einigen Experten ebenfalls in diese Gruppe eingeordnet, während andere diese Substanzen entweder zu den Amphetaminen (also zu den Psychostimulantien) rechnen oder sie der eigenen Kategorie der «Entaktogene» zuordnen. Gleichfalls nicht einheitlich erfolgt die Zuordnung von Phencyclidin (PCP, «Angel Dust»): In DSM-IV wird es als eine eigene Klasse psychotroper Substanzen aufgefasst, sonst meist zu den Halluzinogenen gerechnet. Definitiv nicht – oder nur noch in wenigen Darstellungen – werden die Cannabisprodukte zu den Halluzinogenen gezählt, obwohl ihre «bewusstseinserweiternde», wahrnehmungsakzentuierende Wirkung der von LSD durchaus ähnlich ist.

Für die folgende Darstellung werden alle genannten Substanzen (Cannabinoide ausgenommen) unter der Bezeichnung Halluzinogene subsumiert, jedoch dezidiert Subgruppen herausgehoben. Die der «klassischen Halluzinogene» umfasst im Wesentlichen LSD, Meskalin und Psilocybin sowie weitere Substanzen, die ihre Effekte nach augenblicklichem Kenntnisstand vorwiegend über eine Beeinflussung des serotonergen Systems entfalten, beispielsweise die Alkaloide des Getreideschimmels (Claviceps purpurea) sowie einige vornehmlich in Südamerika zur Anwendung kommende Rauschdrogen. Als zweite Gruppe werden hier die psychedelisch wirkenden Amphetamin- und Methamphetaminabkömmlinge betrachtet («Entaktogene» nach Bezeichnung der neueren Literatur). Die dritte Kategorie umfasst die Anticholinergika, Stoffe, die hauptsächlich den einheimischen, mittelalterlichen Drogenschatz gebildet haben dürften («Hexensalben») und offenbar in Form des Konsums von Engelstrompete und anderer «Naturdrogen» eine Renaissance erleben (siehe auch Abschnitt 9.1). Ihr biologischer Mechanismus ist von dem der «klassischen Halluzinogene» insofern verschieden, als die unmittelbare Wirkung in der Blockade von Acetycholinrezeptoren besteht; dies bedingt zum einen zahlreiche vegetative Effekte und verstärkt zum anderen indirekt das dopaminerge System, mit der Folge von Euphorisierung und Wahrnehmungsveränderungen. Die vierte Subgruppe der Halluzinogene bilden die «psychedelischen Narkosemittel» Phencyclidin und Ketamin, welche im Kapitel 8 über Designerdrogen genauer besprochen werden. Unklarheit bezüglich Einordnung und Wirkmechanismen besteht bei Salvia divinorum (Aztekensalbei), der in Kapitel 9 über Naturdrogen Erwähnung findet.

6.2 «Klassische» Halluzinogene

Überblick – Historisches – Verbreitung. Zu den «klassischen» Halluzinogenen werden in der Literatur weitgehend einheitlich das synthetisch gewonnene Lysergsäurediethylamid (LSD), Meskalin und die psychotropen Substanzen der Pilzgattung Psilocybe gerechnet (Psilocybin und Psilocin). Dazu zählen üblicherweise einige weitere, z. B. das aus Samen einer Trichterwinde gewonnene Ololiuqui, das in Lianen der Art Banisteropsis caapi und in der Steppenraute Peganum harmala enthaltene Harmin (Banisterin), zudem Bufotenin, welches in pflanzlichen Zubereitungen wie im Sekret mancher Kröten zu finden ist; auch das sowohl synthetisch zu gewinnende wie in der südamerikanischen Rauschdroge Epena enthaltene Dimethyltryptamin (DMT) wäre in diese Gruppe einzuordnen (zu Ergotalkaloiden siehe Kasten *Psychotrope Effekte von Mutterkorn*). Alle genannten Halluzinogene sind Alkaloide mit einem Indolring als Grundgerüst und ähneln somit strukturell dem Neurotransmitter Serotonin (5-Hydroxy-Tryptamin), wirken daher mit gewisser Wahrscheinlichkeit über die Beeinflussung des serotonergen Systems; sie werden auch als Tryptamine (Tryptaminderivate) bezeichnet. Meskalin enthält hingegen den Benzol- bzw. Phenylring, steht also strukturchemisch den Katecholaminen (Dopamin, Noradrenalin, Adrenalin) näher; gleichwohl scheint es v. a. auf das serotonerge System zu wirken.

Meskalin – inkorrekt oft Meskal genannt, was eigentlich vergorener Agavensaft ist – bezeichnet das psychoaktive Alkaloid des in Südamerika beheimateten San-Pedro-Kaktus sowie insbesondere einer bekannten mittelamerikanischen Kakteenart.

Dieser Peyote- oder Peyotlkaktus ist ungefähr faustgroß und wächst weitgehend unter der Erde. Geerntet werden die besonders alkaloidreichen, oberirdisch gelegenen und etwa geldstückgroßen Peyoteknöpfe (Peyote Buttons oder Mescal Buttons), die in den Herkunftsländern typischerweise gekaut werden. Die bitter schmeckende Substanz kann auch extrahiert werden; mittlerweile ist es gelungen, Meskalin synthetisch herzustellen. Es ist das erste Psychedelikum, welches in wissenschaftlichen und literarischen Kreisen Europas genauer zur Kenntnis genommen wurde. Berühmt sind die Beschreibungen seiner Selbstversuche, welche der englische Schriftsteller Aldous Huxley (1894–1963) in dem Buch *The Doors of Perception* («Die Pforten der Wahrnehmung») zu Papier brachte. Meskalin, das hinsichtlich seiner Wirkung weitgehend LSD gleicht, hat nach dessen Entwicklung erheblich an wissenschaftlicher Bedeutung verloren und spielt als Konsumdroge hier keine große Rolle mehr. Anders ist die Situation in Mexiko und einigen Regionen

Der Peyotekult

Der Konsum des Peyotekaktus zu rituellen Zwecken, insbesondere zur Erzeugung visionärer Zustände, war bei den Ureinwohnern Mexikos zur Zeit der spanischen Eroberung weit verbreitet und ging mit regelrechter Verehrung der Pflanze einher. Noch heute besteht bei einigen Stämmen die Sitte, den Kaktus in einer ernsten Zeremonie mit dem Pfeil zu erlegen. Nicht nur konnte sich diese Peyoteverehrung gegen alle Widerstände über Jahrhunderte halten; sie dehnte sich auch auf Regionen aus, in denen diese Spezies nicht wächst und deren Bewohner lange ihren Gebrauch nicht kannten. In diesem Zusammenhang hat sich in den USA und Kanada 1914 die Native American Church mit mehreren Hunderttausend Mitgliedern konstituiert, die in einem interessanten Synkretismus christliche Glaubenselemente, Naturgeistglaube und Peyoteverehrung verbindet. Den Mitgliedern ist es auch gestattet, im Rahmen zeremonieller Veranstaltungen Peyote zu konsumieren, während ansonsten in diesen Ländern die Einnahme von Meskalin und Peyotegenuss gesetzlich verboten ist.

der USA und Kanada, wo sich um den Peyotekaktus ein elaborierter Kult entwickelt hat (siehe Kasten *Der Peyotekult*).

LSD (Lysergsäurediethylamid), das bekannteste und am besten untersuchte Halluzinogen, wurde 1938 von dem bei Sandoz in Basel beschäftigten Chemiker A. Hofmann synthetisiert und in Selbstversuchen getestet. Ausgangspunkt der Herstellung war Mutterkorn, ein alkaloidreiches Schimmelpilzgeflecht, welches auf einigen Getreidesorten wächst (siehe Kasten *Psychotrope Effekte von Mutterkorn*).

Hofmann nahm unabsichtlich eines der Derivate des Mutterkornalkaloids Lysergsäure, das bis dahin wenig beachtete Lysergsäurediethylamid (LSD), zu sich und verspürte starke psychotrope Effekte, die er systematisch untersuchte. Einige Jahre später wurde LSD wegen seiner psychotomimetischen und bewusstseinserweiternden Wirkung zunehmend für Forschungszwecke eingesetzt, kam unter dem Handelsnamen Delysid® auf den Markt und erlangte in den späten 60er Jahren des 20. Jahrhunderts Bedeutung als Genussdroge. Allerdings verlor es als Medikament zur Erforschung psychischer Zustände sowie zur pharmakologischen Unterstützung psychotherapeutischer Interventionen angesichts wenig überzeugender Ergebnisse rasch an Bedeutung; hinzu kam, dass Timothy Leary, Dozent für Psychologie an der Harvard University, welcher missionarisch LSD (und andere Drogen) propagierte, die wissenschaftliche LSD-Forschung in Verruf brachte. 1966 nahm die Firma Sandoz Delysid® wieder vom Markt. Heute hat das wie viele andere Halluzinogene unter das Betäubungsmittelgesetz gestellte LSD nach wie vor eine gewisse Bedeutung als Genussdroge, dürfte aber mehr und mehr von den psychedelischen Amphetamin- und Methamphetaminderivaten verdrängt werden.

Angeregt durch Erfahrungen mit LSD, wandte man sich weiteren halluzinogenen Substanzen zu und untersuchte deren Wirkstoffe und Wirkmechanismen. Aus Pilzen der Gattung Psilocybe wurden von einer Arbeitsgruppe unter Leitung des LSD-Entdeckers Hofmann die Hauptwirkstoffe Psilocybin und Psilocin isoliert und ihre strukturelle Ähnlichkeit mit LSD nachgewiesen. Diese Pilze, wahrscheinlich seit Jahrhunderten in Me-

Psychotrope Effekte von Mutterkorn

Der auf Roggenähren wachsende Pilz Claviceps purpurea enthält eine Reihe von Alkaloiden (Mutterkorn-, Secale- oder Ergolinalkaloide genannt). Pharmakologisch große Bedeutung kommt besonders jenen zu, die einen Indolkörper besitzen (chemisch somit dem Serotonin verwandt sind) und mit einer Anzahl von Rezeptortypen biogener Amine in Wechselwirkung treten können. Diese aus der Lysergsäure abgeleiteten Substanzen wie Ergotamin, Ergometrin und Ergotoxin wirken zum einen kontrahierend auf die glatte Muskulatur, etwa der Gebärmutter und kleiner Gefäße, und haben zum anderen (mutmaßlich über Wirkung an Bindungsstellen für den Transmitter Serotonin) halluzinogene Effekte. Sie werden u. a. zur Auslösung von Wehen eingesetzt (daher der Name Mutterkorn), wegen der gefäßverengenden Effekte auch zur Behandlung von Migräne.

Durch infiziertes Getreide kam es im Mittelalter immer wieder zu Massenvergiftungen (Ergotismus), deren Erscheinungen als «Antoniusfeuer» bekannt sind und die über gangränöse Veränderungen häufig zum Verlust von Gliedmaßen führten. Auch einige «Massenpsychosen» lassen sich retrospektiv als Vergiftungen durch Mutterkorn erklären. So ist etwa der berühmte Fall der «Hexen von Salem» in Massachusetts, als im Frühwinter des Jahres 1691 gleichzeitig acht junge Mädchen in Krämpfe verfielen, seltsame Gesten und Sprache zeigten und halluzinierten, recht überzeugend als Ergotismus erklärt worden. Der feuchte Sommer hatte anscheinend das Wachstum von Claviceps sehr gefördert, während im darauffolgenden trockenen Jahr keine entsprechenden Phänomene auftraten.

xiko zu zeremoniellen Zwecken eingenommen, besitzen als «Magic Mushrooms» in der Drogenszene Bedeutung (siehe Abschnitt 9.1). Psilocybin kann auch synthetisch erzeugt werden und wurde zeitweise von Sandoz unter dem Warennamen Indocyn® in den Handel gebracht, ist aber wie das LSD-haltige Delysid® längst wieder vom Markt verschwunden.

Weitere mit den klassischen Halluzinogenen verwandte (ebenfalls durch einen Indolring charakterisierte) Substanzen wurden schon erwähnt: Ololiuqui findet sich in den Samen einiger Windengewächse, die hauptsächlich in Mexiko verbreitet sind, in verwandten Formen aber u. a. in den subtropischen südlichen US-Staaten gedeihen. Als wesentliche psychotrope Substanz wurde dabei Lysergsäureamid identifiziert, das mit Lysergsäurediethylamid (LSD) strukturelle Ähnlichkeit aufweist, aber schwächer ist. Windengewächse hatten zeitweise gewisse Bedeutung als Konsumdrogen; nach diversen Zwischenfällen, die wohl auch durch Insektizide in den Samenkörnern bedingt waren, scheint das Interesse daran augenblicklich gering zu sein.

Darüber hinaus gibt es zahlreiche Pflanzen in Mittel- und Südamerika, von denen Teile zerstoßen und geschnupft werden (sogenannte Schnupfdrogen, zum Beispiel Cohoba oder Epena); die Effekte ähneln denen von LSD. Wirkstoffe sind Dimethyltryptamin (DMT) und 5-Hydroxy-DMT (Bufotenin), welche nach gegenwärtigen Erkenntnissen mittels Bindung an bestimmte Serotoninrezeptoren wirken. In ihren Herkunftsländern spielen sie im Rahmen magischer Praktiken eine gewisse Rolle, weniger hingegen in der Drogenszene. Bufotenin ist zudem im Hautsekret bestimmter (teils auch in Europa heimischer) Krötenarten enthalten; das macht verständlich, warum zuweilen Kröten zur Erzeugung psychedelischer Effekte abgeleckt werden. DMT (Dimethyltryptamin) kann auch synthetisch hergestellt werden und kommt noch einmal in Kapitel 8 zur Sprache.

Ein weiteres Tryptaminderivat mit LSD-ähnlichen Effekten ist Harmin. Es findet sich u. a. in der in Südamerika wachsenden Liane Banisteriopsis caapi (und wird dann zuweilen als Banisterin bezeichnet) sowie in der von Südosteuropa bis Tibet heimischen Steppenraute. Zubereitungen aus Banisteriopsis spielen in rituellen Praktiken der Amazonasindianer eine nicht geringe Rolle (Ayahuasca-Kult); auch die Effekte der Steppenraute sind seit vielen Jahrhunderten bekannt und werden noch heute gezielt eingesetzt.

Gewinnung und Arten des Konsums. LSD wird synthetisch erzeugt (heute großteils illegal) und in diversen, in ihrer Zusammensetzung häufig nicht eindeutig definierten Zubereitungen (im Szenejargon: «Trips») auf den Markt gebracht; meist handelt es sich um Kapseln oder Tropfen (oft auf Zuckerstücken). LSD kann auch intravenös appliziert werden, was aber eher ungewöhnlich ist. Die Substanz wird binnen etwa einer Stunde resorbiert und verteilt sich rasch im Körper, dabei gut die Blut-Hirn-Schranke überwindend. Als Wirkdauer werden sechs bis zehn Stunden angegeben.

Meskalin kann durch Kauen des Peyotekaktus aufgenommen werden; Drogenkonsumenten der Industrieländer schlucken zumeist das synthetisch hergestellte Alkaloid als Pulver. Es wird rasch resorbiert, erreicht nach 30 bis 90 Minuten das Gehirn und hat mit etwa zehn Stunden eine eher lange Wirkdauer.

Die Aufnahme von Psilocin und Psilocybin geschieht zumeist durch Verzehr der Pilze, wobei der Gehalt an psychotropen Alkaloiden erheblich variiert; zudem muss mit Beimischung unwirksamer, möglicherweise auch giftiger anderer Pilze gerechnet werden.

Unmittelbare Wirkungen; Wirkmechanismen. Die Effekte der genannten Substanzen sind weitgehend gleich; Unterschiede dürften nicht zuletzt durch den Kontext der Einnahme (ob als rituelle Handlung oder als interessantes Selbstexperiment) und durch die Erwartungshaltungen der Konsumenten bedingt sein.

Die Beschreibung bezieht sich vorwiegend auf die sorgfältig dokumentierten LSD-Effekte. In den gebräuchlichen Dosen finden sich v. a. die Akzentuierung von Wahrnehmungen, lebhafte und plastische Phantasien, Euphorisierung und Antriebssteigerung (in der Regel aber nicht annähernd so stark wie etwa nach Kokain- oder Amphetaminkonsum). Die begleitenden körperlichen Reaktionen entsprechen weitgehend einer Aktivierung des sympathischen Nervensystems (weite Pupillen, Pulsbeschleunigung, Anstieg der Körpertemperatur); typischerweise erst in einer späten Phase, zudem häufig nur nach höheren Dosen, finden sich echte Halluzinationen und andere psychotische Symptome.

Ignoriert man individuelle Unterschiede, lässt sich der Ablauf ungefähr so beschreiben: Bald nach Einnahme kommt es zu den erwähnten körperlichen Reaktionen, daneben oft zu Benommenheit, Übelkeit und Schwindel, Effekte, die von den Konsumenten in Kauf genommen werden und das psychedelische Erlebnis nicht wesentlich beeinträchtigen. In der zweiten, der «sensorischen» oder «perzeptuellen» Phase stellen sich die charakteristischen Veränderungen der Wahrnehmung ein: Farben und Töne werden intensiver empfunden, Gerüche oder Töne werden sichtbar (sogenannte Synästhesien, Vermischung von Wahrnehmungsmodalitäten), Gegenstände verändern ihre Größe, die Zeit läuft ungewöhnlich langsam ab (siehe Abschnitt 5.3 zu einem ähnlichen Effekt bei Cannabiskonsum). Es können illusionäre Verkennungen auftreten (inhaltliche Umdeutungen von tatsächlich Vorhandenem, z. B. von Schatten als Personen) und vorwiegend optische Halluzinationen; dabei wird zwar nicht Vorhandenes wahrgenommen, die Betroffenen sind sich jedoch zumeist der Unwirklichkeit des Gesehenen bewusst und erkennen darin eine Drogenwirkung (erhaltene Realitätsprüfung); korrekter wäre daher, von Pseudohalluzinationen zu sprechen. Gedanken und Erinnerungen treten deutlich ins Bewusstsein, dies bei meist gehobener Stimmung. Nicht immer wird eine dritte, «psychische», eher durch unangenehme Eindrücke gekennzeichnete Phase erreicht: Wechsel der Stimmung in Depression oder Angst, Entfremdungserlebnisse, echte, nicht immer angenehme Halluzinationen; im Jargon spricht man von «Horrortrip». Nach einigen Stunden geht der Rausch typischerweise in einen Zustand angenehmen Losgelöstseins über.

LSD gilt als wenig toxisch, die therapeutische Breite als sehr groß – so konsumierte Hofmann in seinem Selbstversuch eine erheblich größere Menge als üblicherweise zur Erzeugung der Wirkung notwendig ist. Todesfälle, etwa in Form schwerer neurologischer Schäden, werden jedoch berichtet; daneben dürften Unfälle auf Grund veränderter Wahrnehmung und Suizide nicht ganz selten sein. Ein Anhalten der Wahrnehmungsstörungen und Stimmungsveränderungen lange über die Einnahme hinaus sind gut dokumentiert, zudem unmittelbare Übergänge in paranoide Schizophrenie.

Die Wirkungen des schwächeren Psilocins und Psilocybins sind denen des LSD prinzipiell ähnlich, meist bei weniger ausgeprägten somatischen Begleitsymptomen. Auch soll eher ein traumhaftes Erleben im Vordergrund stehen, weniger hingegen Veränderungen der Wahrnehmung und echte Halluzinationen. Die Effekte von Meskalin unterscheiden sich nicht grundlegend von den geschilderten; allerdings sind unangenehme körperliche Begleitreaktionen, besonders Übelkeit und Erbrechen durch den bitteren Geschmack des Peyotekaktus, häufiger.

Weitgehend besteht Konsens, dass LSD und andere Tryptamine am serotonergen System angreifen; Einzelheiten sind jedoch unklar. Während früher von einem Serotoninantagonismus ausgegangen wurde, nimmt man heute eher an, dass diese Psychedelika postsynaptische Rezeptoren des Typ 5-HT_2 stimulieren und somit die Serotoninwirkung verstärken. Auch das strukturell den Katecholaminen stärker ähnelnde Meskalin scheint dort seine Wirkung zu entfalten; die zahlreichen Methoxy-(OCH_3-)Gruppen am Benzolring dürften die Bindung an 5-HT_2-Rezeptoren erleichtern (siehe Abschnitt 6.3 zur Wirkweise der chemisch verwandten psychedelischen Amphetaminderivate).

Verzögerte Wirkungen. Dem Alkoholkater entsprechende Hangover-Effekte bleiben nach LSD-Konsum im Allgemeinen aus. Hingegen kommen «Flashbacks» oder «Echoräusche» vor – das Wiedererleben vergangener Drogenerfahrungen im substanzfreien Zustand. Auszuschließen ist, dass diese zuweilen noch Jahre nach dem letzten Konsum auftretenden Phänomene durch Restmengen der Substanz ausgelöst werden. Wie bei den Flashbacks bei Cannabiskonsumenten geht man in unbestimmter Weise von einer Wiederholung abgelaufener Hirnaktivität aus. In ihrer Ausbildung begünstigt werden diese Echoräusche durch diverse psychische Zustände (Angst, Ermüdung) oder durch Marihuanakonsum.

Toleranz und Entzugssymptomatik. Bei klassischen Halluzinogenen tritt rasch eine Toleranz ein (weniger gegenüber den vegetativen Effekten); dabei besteht «Kreuztoleranz»: Nach mehrmaligem LSD-Konsum in kurzen Abständen ist nicht nur eine größere Dosis von LSD notwendig, um ähnlich starke psychische Effekte zu erzielen; Meskalin und Psilocybin zeigen dann ebenfalls geringere Wirkung, auch wenn sie nie zuvor eingenommen wurden. Wahrscheinlich handelt es sich um eine funktionelle Toleranz durch Veränderung von Rezeptoreigenschaften oder der nachgeschalteten Signaltransduktion. Entzugserscheinungen werden auch nach längerem Gebrauch kaum beschrieben.

Missbrauch und Abhängigkeit; Folgen langfristigen Konsums. Missbrauch von klassischen Halluzinogenen ist nicht selten, wobei allerdings viele Betroffene diese nur bei bestimmten Gelegenheiten zu sich nehmen; generell gilt das Abhängigkeitspotential als niedrig. Viele Konsumenten berichten, ihr Interesse an der Droge erlösche im Laufe der Zeit; Labortiere verabreichen sich die Substanzen üblicherweise nicht selbst (im Gegensatz etwa zu Opioiden oder Kokain).

Folgen chronischen Konsums von LSD und anderen klassischen Halluzinogenen sind gegenwärtigem Kenntnisstand nach zu urteilen eher gering – im Gegensatz zu dem aller Wahrscheinlichkeit nach sehr viel gefährlicherem Missbrauch von Ecstasy und Phencyclidin (siehe Abschnitt 8.4). Die Auslösung psychotischer Episoden durch LSD-Konsum wird zwar zuweilen behauptet, lässt sich aber nicht zweifelsfrei als Kausaleffekt nachweisen (jedoch sind Unfälle und Gewaltakte im Rahmen von «Bad Trips» dokumentiert); auch ist die Entwicklung hirnorganischer Schäden bei Dauerkonsumenten nicht bewiesen, ebenso wenig kognitive Beeinträchtigungen oder Persönlichkeitsveränderungen. Nicht einmal ließ sich zweifelsfrei belegen, dass LSD-Genuss während der Schwangerschaft zu Schäden des Fetus führt; entsprechende Fälle gehen möglicherweise auf Beikonsum anderer Substanzen zurück. Allerdings wird eine solch positive Einschätzung keineswegs durchweg geteilt, sondern von verschiedenen Seiten auf die Gefahren der Einnahme, speziell während der Schwangerschaft, hingewiesen. Gleichwohl dürfte der Konsum klassischer Halluzinogene weniger schädlich sein als etwa der von Alkohol, Nikotin, Opioiden, Kokain oder Amphetaminen und birgt wahrscheinlich deutlich geringere Gefahren als der von Ecstasy und Phencyclidin.

6.3 Psychedelisch wirksame Amphetaminabkömmlinge

Stoffe dieser Gruppe werden großteils synthetisch hergestellt; eine besondere psychotrope Bedeutung hat MDMA, in geringerem Maße das verwandte MDA. Das im Peyotekaktus enthaltene Meskalin gehört formal gleichfalls in diese Gruppe, wurde jedoch im Abschnitt über «klassische Halluzinogene» behandelt.

Die Substituierung von Methoxy-(OCH_3-)Gruppen am Benzolring erhöht die Bindungsfähigkeit der Amphetaminderivate an Serotoninrezeptoren und steigert ihre halluzinogene Wirkung. Die so entstandenen Substanzen werden als Methoxy-Amphetamine bezeichnet. Amphetaminderivate, bei denen am Ring nicht eine einfache OCH_3-Gruppe (Methoxy-Gruppe), sondern eine Methylendioxy-Gruppe (OCH_2O-Gruppe) substituiert wurde, wirken insofern anders, als sich weniger visuelle Eindrücke verstärken und das Denken verändert, sondern eher die Kommunikation (mit sich selbst wie mit der Mitwelt) erleichtert wird. Deshalb findet sich in der neueren Literatur die nicht ungeschickt gewählte Bezeichnung «Entaktogene» (Stoffe, die «besseren Kontakt mit dem eigenen Inneren» entstehen lassen); hauptsächlich in diese Kategorie fallen MDMA (3,4-Methylendioxy-Methamphetamin; meist synonym mit Ecstasy), dessen naher Verwandter 3,4-Methylendioxy-Amphetamin (MDA; im Szenejargon zuweilen ADAM) und MDE (3,4-Methylendioxy-N-Ethylamphetamin; Szenename: EVE); sie werden ausführlicher im Zusammenhang mit Designerdrogen besprochen (siehe Abschnitt 8.3). Chemisch und wirkungsmäßig ähnlich sind einige Alkaloide in der Muskatnuss, nämlich Myristicin und Elemicin (siehe Abschnitt 9.1).

6.4 Anticholinergika

Definition; Allgemeines zu den Wirkungen. Anticholinergika sind Substanzen, welche die Aktivität des cholinergen Systems (der mittels Acetylcholin übertragenden Neuronen) schwächen, in der Regel über Blockade der Bindungsstellen für diesen Transmitter (in erster Linie der «muskarinergen»). Da muskarinerge Acetylcholinrezeptoren sich v. a. im parasympathischen Nervensystem befinden, und zwar an den Stellen, wo die Nervenfasern an den Zielorganen (Herz, Magen, Blase usw.) enden, setzen Anticholinergika die parasympathische Aktivität herab; entsprechend erhöht sich der Einfluss des Sympathikus mit charakteristischen Reaktionen wie Erweiterung der Pupille, Erhöhung der Pulsfrequenz, Blutdrucksteigerung, Erweiterung der Bronchien, Verminderung des Speichelflusses mit der Folge von Mundtrockenheit, Reduktion der Magen-Darm-Aktivität und Erschlaffung der den Harn austreibenden Blasenmuskulatur. Da die Schweißdrüsen zwar ausschließlich sympathisch innerviert sind, als Überträgerstoff dort aber Acetylcholin fungiert, reduzieren Anticholinergika die Schweißproduktion. Das stark anticholinerge Atropin wird daher gegen übermäßiges Schwitzen (Hyperhydrosis) eingesetzt; bei der in manchen Gegenden nicht seltenen Tollkirschenvergiftung sind die Betroffenen völlig überhitzt, weil die durch die erhöhte Kreislaufaktivität produzierte Wärme nicht abgestrahlt wird. Die Pupillen sind in diesen Zuständen extrem vergrößert, die Iris ist kaum mehr zu sehen.

Wichtig für das Verständnis der psychotropen Effekte von Anticholinergika ist, dass das cholinerge System in vieler Hinsicht Antagonist des dopaminergen ist. Durch Schwächung der cholinergen Übertragung (z. B. durch Atropin) lässt sich somit das dopaminerge System aktivieren; dies führt zu Euphorisierung und Libidosteigerung, kann jedoch auch Wahn und Halluzinationen bedingen, zuweilen regelrecht delirante Zustände hervorrufen. Letzteres hängt zumindest teilweise mit der das Gedächtnis fördernden Wirkung von Acetylcholin zusammen: Sind seine Rezeptoren blockiert, ist die Einspeicherung von Neuem erschwert. Verwirrtheit und Desorientiertheit während einer Atropin- oder

Scopolaminvergiftung wären dann teils durch ungenügendes Protokollieren der augenblicklichen räumlichen und zeitlichen Information zu erklären. In jedem Fall geht eine Vergiftung mit Anticholinergika mit ausgeprägten Gedächtnislücken einher.

In hohen Dosen wirken Anticholinergika tödlich, wobei – über einen nicht sicher geklärten Mechanismus – das Atemzentrum gelähmt wird (während niedrige und mittlere Dosen von Atropin dieses aktivieren); viele Morde im Laufe der Geschichte wurden mit dem Gift der Tollkirsche ausgeführt.

Anticholinergika spielen in der modernen Pharmakotherapie eine nicht unbedeutende Rolle, z. B. als Medikamente gegen das Parkinsonsyndrom (da sie das dort geschwächte dopaminerge System indirekt verstärken). Zudem werden Atropin und verwandte Stoffe zur Bronchialerweiterung, Steigerung der Herzfrequenz oder zur Lösung von Krämpfen im Verdauungssystem eingesetzt.

Anticholinergika als psychotrope Substanzen. Die große Familie der Nachtschattengewächse (Solanaceen), zu der neben der Tabakpflanze bekannte Gemüsearten wie Kartoffeln, Paprika und Tomaten gehören, umfasst auch zahlreiche einheimische Pflanzen mit hoher Konzentration anticholinerg wirkender Substanzen. Es handelt sich um die sogenannten Tropan-Alkaloide (Tropan von Atropin aus der Tollkirsche Atropa belladonna, die ihren Namen wiederum von der griechischen Parze Atropos hat, welche den Lebensfaden durchschnitt). Ein wichtiges Tropan-Alkaloid ist Hyoscyamin, das ein Ester des Tropins und der Tropasäure ist und sich (etwas ungenau) mit Atropin gleichsetzen lässt. Dem Hyoscyamin eng verwandt ist Hyoscin, wiederum ein Ester aus Tropasäure und Scopin (das dem Tropin sehr ähnlich ist); ein anderer Name für Hyoscin ist Scopolamin. In etwa lässt sich somit sagen: Atropin = Hyoscyamin und Scopolamin = Hyoscin, wobei die Stoffe strukturchemisch und hinsichtlich ihrer peripher-vegetativen Wirkungen vergleichsweise ähnlich sind. Anders als Atropin hat jedoch Scopolamin einen zentralnervös eher dämpfenden Effekt (was der Euphorisierung keinen Abbruch tut); angesichts seiner dämpfenden Wirkung sind bei

Scopolamin eine Hemmung des Atemzentrums und das Einsetzen eines tiefen Komas noch wahrscheinlicher als bei Atropin (siehe Abschnitt 9.2 zur Engelstrompete).

Das hierzulande bekannteste Nachtschattengewächs mit hohem Hyoscin- und Hyoscyamin-Gehalt ist die Gewöhnliche Tollkirsche, auch Teufelsauge oder Teufelskraut genannt; der botanische Name Atropa belladonna wird im Allgemeinen davon abgeleitet, dass Frauen früher mittels Atropin die Pupillen erweiterten und ihre Schönheit erhöhten; nach anderer Version wurde der tiefrote Tollkirschensaft zum Schminken verwendet. Die berauschenden und halluzinogenen Effekte sind seit Jahrhunderten bekannt (nicht ohne Grund der Name Tollkirsche); es heißt, dass manche Jäger zur Hebung der Stimmung eine Beere schlucken, und in manchen Gegenden wird zuweilen noch heute Wein zur Intensivierung von Farbe und Wirkung mit Tollkirschen gemischt. Angesichts ihrer ausgeprägten, teils unangenehmen vegetativen Begleitreaktionen hat die Substanz als regelrechte Genussdroge keine wesentliche Bedeutung. Es ist jedoch anzunehmen, dass in den Hexengebräuen und Hexensalben Tollkirschen einen wichtigen Bestandteil bildeten (siehe Kasten *Hexensalben und Zaubertränke*).

Eine weitere Pflanze mit hohem Gehalt an Tropan-Alkaloiden ist das Bilsenkraut (Hyoscyamus niger, das wie die Tollkirsche u. a. den Namen Tollkraut trägt). Ihre Zubereitungen hatten über Jahrhunderte pharmakologische Bedeutung – so soll die Biersorte Pilsner ihren Namen nicht von der Stadt in Böhmen haben, sondern davon, dass ihm Bilsenkraut zugesetzt war; zudem dienten sie als Gift beim Jagen und Morden und dürften wegen ihrer psychotropen Effekte auch einen der vielen Bestandteile der mittelalterlichen Hexensalben gebildet haben. Augenblicklich hat Bilsenkraut zwar als Genussdroge geringe Bedeutung, seine Wiederentdeckung im Rahmen einer Rückkehr zur Natur ist jedoch nicht unwahrscheinlich. Ebenfalls nur historische Bedeutung – diese aber in ganz erheblichem Maße – hat Mandragora officinarum, genauer gesagt: die Wurzel dieser ansonsten recht unscheinbaren Pflanze (siehe Kasten *Die sagenhafte Alraune*).

Die sagenhafte Alraune

Die Wurzel von Mandragora officinarum, reich an Tropan-Alkaloiden, hat allein ihrer Gestalt wegen über lange Zeiten die Phantasie stimuliert. Sie ist an ihrem Ende gespalten (wie übrigens die ebenfalls mythisch verklärte Ginsengwurzel), was ihr ein entfernt menschenähnliches Aussehen verleiht. (Auch die Vorstellung des Homunculus, des aus einem Naturprodukt geschaffenen Menschen, ist mit der Alraunwurzel in dunkler Weise verbunden.) Die charakteristische Form drückt sich in den weiteren Namen aus, wie Alraunmännchen, Erdmännchen oder Galgenmännchen – die Pflanze sollte bevorzugt aus dem Sperma eines Gehenkten wachsen. Über viele Jahrtausende, zurück bis in die Zeit des Alten Testaments, sogar noch heute in manchen Regionen, ist die Mandragorawurzel mit Fruchtbarkeitsriten und Liebeszauber verknüpft. Wegen des hohen Gehalts des betäubenden Scopolamins kam sie auch in der Heilkunde zur Anwendung; angesichts der genannten (insbesondere erotischen) Eigenschaften wurde sie mit Sicherheit in den Hexensalben verarbeitet.

Eine bedeutende Rolle sowohl in der Pflanzenheilkunde wie als Genussdroge spielten – auch ihrer leichten Verfügbarkeit wegen – die Zubereitungen des Gemeinen Stechapfels (Datura stramonium). Diese im 16. Jahrhundert vom amerikanischen Kontinent eingeführte, hochgiftige Pflanze wird in manchen Regionen kultiviert, wächst aber auch wild; sie besitzt weiße, trichterförmige Blüten, welche denen der Engelstrompete gleichen (siehe unten); Stechapfel heißt sie nach ihrer stachligen Frucht. Wegen der anticholinergen (parasympatholytischen) Wirkung hatten Zubereitungen, speziell mit den Blättern des Stechapfels, Bedeutung bei der Behandlung von Magen-Darm- und Bronchialleiden. Lange Zeit waren sogenannte Asthmazigaretten aus den getrockneten Blättern in Gebrauch, deren Rauch wegen des hohen Alkaloidgehalts, speziell von Scopolamin, Bronchialerweiterung bewirkt; es nimmt nicht wunder, dass angesichts der berauschend-euphorisierenden Effekte diese Asthmazigaretten auch als Genussdroge konsumiert wurden.

Hexensalben und Zaubertränke

Kaum ein Buch über Rauschdrogen oder psychoaktive Pflanzen, welches sich nicht mehr oder weniger ausführlich diesem Thema widmet. Allerdings ist man hier weitgehend auf Vermutungen angewiesen, da aus einsichtigen Gründen diese Rezepturen so gut wie möglich geheim gehalten wurden. Es ist anzunehmen, dass sämtliche im Mittelalter bekannten psychoaktiven Pflanzen wie Cannabis, Mohn und diverse Nachtschattengewächse in unterschiedlichen Mixturen zum Einsatz kamen.

Insbesondere die Tropan-Alkaloide Hyoscyamin und Hyoscin (Scopolamin) könnten gut für einige auffällige Beschreibungen verantwortlich gemacht werden: Erotische Phantasien sind bei ihrer Einnahme weit verbreitet; auch Vorstellungen wie die, sich in die Lüfte zu erheben, tauchen in den induzierten deliranten Zuständen auf.

Ebenso scheinen Liebes- und Wahrheitstränke teilweise auf Scopolaminwirkung zu beruhen. Unter Einfluss dieses Alkaloids soll man erotischen Angeboten schwer widerstehen können, außerdem wie in Trance Sachverhalte berichten, die sonst geheim gehalten würden.

Die Engelstrompete mit ihren gezackten Blättern und intensiv riechenden, trichterförmigen gelblich-weißen Blüten wurde lange als enger Verwandter des Stechapfels angesehen; inzwischen gilt sie als Spezies einer eigenen Gattung Brugmansia und trägt den botanischen Namen Brugmansia suaveolens (zuweilen noch als Datura suaveolens in der Literatur zu finden). Ihr hoher Gehalt an Tropan-Alkaloiden, v. a. Scopolamin, sowie ihre einfache Verfügbarkeit lassen sie mehr und mehr zu einer bei Kindern und Jugendlichen beliebten, dabei alles andere als harmlosen Rauschdroge werden (siehe Abschnitt 9.1).

Ein anticholinerg wirkendes Alkaloid (allerdings kein Tropan-Alkaloid) ist auch Muscimol, die psychoaktive Substanz im Fliegenpilz (Amanita muscaria; siehe Abschnitt 9.1). Eine weitere Substanz in A. muscaria, das Muskarin, wirkt genau entgegengesetzt, stimuliert also das cholinerge System und hat keine psychotropen Eigenschaften.

6.5 Psychedelische Narkosemittel: Phencyclidin und Ketamin

Phencyclidin (PCP) und Ketamin gehören zur Gruppe der «psychedelischen Narkosemittel» – womit bestimmte interessante Effekte jedoch nur unzureichend beschrieben werden. Phencyclidin (1-(1-Phenylcyclohexyl)-Piperidin = PCP) wurde um 1950 zur Narkose eingesetzt, allerdings nur für kurze Zeit, nachdem zuweilen als Nebenwirkungen fast delirante Zustände sowie schizophrenieartige Reaktionen beobachtet wurden. Das strukturell ähnliche Ketamin, in Deutschland u. a. als Ketanest® im Handel, hat nach wie vor gewisse Bedeutung in der Anästhesie. Beide sind synthetische, vergleichsweise einfach herzustellende Substanzen, die im Kapitel über Designerdrogen genauer behandelt werden (siehe Abschnitt 8.4).

7 Inhalantien

7.1 Begriffsklärungen

Die in dieser Gruppe zusammengefassten psychotropen Substanzen werden typischerweise durch Inhalation (Einatmen) in Gas- oder Dampfform aufgenommen – nicht aber als Rauch, d. h. in Form verbrannter Produkte; Nikotin oder Cannabinoide würden somit nicht in diese Kategorie fallen. Die oft synonym verwendete Bezeichnung «flüchtige Lösungsmittel» ist zu eng gefasst, weil diese zwar die größte Gruppe der Inhalantien bilden, keineswegs aber die einzige. Gleiches gilt für «Schnüffelstoffe», weil durch diese Applikationsform in der Hauptsache die flüchtigen Lösungsmittel charakterisiert sind.

Zu den Inhalantien werden, neben den flüchtigen Lösungsmitteln (Schnüffelstoffen), wenig einheitlich diverse weitere Substanzen gezählt, in erster Linie Aerosole, flüchtige Nitritverbindungen sowie Inhalationsnarkotika. Diese Klassen sind hinsichtlich ihrer chemischen Eigenschaften und ihrer sonstigen Funktion etwa folgendermaßen zu charakterisieren:

Lösungsmittel sind meist recht einfach aufgebaute aliphatische und aromatische, nicht selten chlorierte Kohlenwasserstoffe (wie etwa das zur Lösung von Fetten und Ölen verwendete Trichlorethylen); sie liegen bei Raumtemperatur weitgehend in Gasform vor und sind in Gebrauchsmitteln enthalten, etwa in Lacken oder Benzin. Die psychotropen Effekte stellen ein Nebenprodukt der sonst Gebrauchszwecken dienenden Stoffe dar.

Aerosole sind Gase, in denen andere Stoffe in Form kleinster Partikel verteilt sind (z. B. Duftsprays oder Insektensprays). Flüchtige Nitrite sind Bestandteil mancher Medikamente, etwa des Koronartherapeutikums Amylnitrit. Inhalationsnarkotika (wie Äther oder Lachgas) dienen der Narkose und lassen sich als psychotrope Substanzen missbrauchen.

Die Pharmakologie der Inhalantien ist kompliziert, das gesicherte Wissen über diese psychotropen Substanzen (Kenntnisse über Schäden bei längerem Gebrauch ausgenommen) so gering, dass es hier bei Andeutungen bleiben muss.

7. 2 Flüchtige Lösungsmittel («Schnüffelstoffe»)

Diese am häufigsten missbrauchte Gruppe von Inhalantien findet sich in zahlreichen in Haushalten oder Betrieben verwendeten Lösungen (z. B. Klebern, Reinigungsmitteln, Korrekturflüssigkeiten, Farben und Lacken). Wichtige Inhaltsstoffe mit psychotropen Effekten sind dabei etwa Toluol, Xylol, Aceton, chlorierte Kohlenwasserstoffe (Dichlormethan, Trichlorethan, Trichlorethylen) oder Ethylacetat. Manche Inhalationsnarkotika weisen eine ähnliche Struktur auf. Das nicht selten inhalierte Benzin ist ein Gemisch aus diversen aliphatischen (und aromatischen) Kohlenwasserstoffen.

Die Stoffe werden meist auf Tücher aufgebracht, die vor Mund und Nase gehalten werden; oft wird einfach an der Flasche, Dose oder inhalantienhaltigen Produkten (wie Farbstiften) gerochen. Nicht selten verwendet man Plastiktüten: So wird etwa Klebstoff in eine Tüte gepresst und aus deren Öffnung inhaliert; zuweilen stülpen sich die Konsumenten die gefüllten Tüten über den Kopf. Diese Art des Konsums allein birgt schon gesundheitliche Gefahren – völlig unabhängig von der hohen Toxizität der Stoffe.

Die Substanzen gelangen nach Einatmen in die Kapillaren der Lunge und anschließend in der Regel rasch ins Zentralnervensystem – die Blut-Hirn-Schranke wird üblicherweise problemlos passiert. An psychischen Effekten wird in der Regel eine rauschartige Euphorisierung beschrieben, zudem Anxiolyse und antidepressive Wirkungen. Diese Effekte sind am besten denen von Alkohol vergleichbar. Tatsächlich wirken die Konsumenten oft wie alkoholisiert; zuweilen führt erst der Geruch der Kleider auf die richtige Spur. Manche Schnüffelstoffe, z. B. Toluol, erzeugen auch psychedelische Effekte, etwa illusionäre Verkennungen, Halluzinationen, verändertes Zeitempfinden, Störungen des Körperschemas und Wahnideen. Speziell bei höheren Dosen kann die Intoxikation in Bewusstlosigkeit übergehen. Auch neurologische Symptome werden beobachtet (Gang- und Koordinationsstörungen, verschwommenes Sehen, Doppelbilder, Schwindel). Unmittelbar an die akute Intoxikation können sich delirante und dementielle Syndrome sowie psychotische und affektive Störungen anschließen. Als Wirkmechanismus wird die Beeinflussung diverser Transmittersysteme durch Interaktion mit Rezeptoren diskutiert; als wahrscheinlicher gilt, dass die Substanzen sich an die Membranen von Nervenzellen anlagern und deren Eigenschaften verändern.

Todesfälle beim Konsum flüchtiger Lösungsmittel sind keine Seltenheit. Akute Störungen der Hirndurchblutung, Lähmung des Atemzentrums und Herzrhythmusstörungen werden am häufigsten für diese Zwischenfälle verantwortlich gemacht; nicht selten sind zudem Strangulationen und Erstickungen in den Plastiktüten.

Viele Kinder und Jugendliche haben zweifellos bereits Erfahrungen mit Schnüffelstoffen gemacht. Dies geschieht oft an abgelegenen Orten, häufig in kleinen Grüppchen, um aufeinander aufzupassen und die nicht seltenen unkontrollierten Handlungen rechtzeitig zu unterbinden. Obwohl der Konsum von Schnüffelstoffen mittlerweile sowohl in den USA wie Westeuropa seinen Höhepunkt überschritten hat, ist er nach wie vor verbreitet unter Kindern und Jugendlichen der ärmsten Schichten; besonders für Straßenkinder sind dies die billigsten und am leichtesten verfügbaren psychotropen Substanzen überhaupt. Auch Erwachsene zählen zu den Konsumenten (wenn auch seltener); hier sind ebenfalls die unteren sozialen Schichten weitaus stärker betroffen. Schnüffelstoffe dürften erhebliches Abhängigkeitspotential besitzen; in Tierversuchen zeigt sich eine Tendenz zur Selbstapplikation.

Unbestritten kann der Konsum schwere gesundheitliche Schäden hervorrufen. Am besten ist dies für das häufig inhalierte Toluol dokumentiert, wo als Folge längeren Missbrauchs kognitive Dysfunktionen bis hin zur Demenz, Störungen der Kleinhirnfunktionen, Gehörverlust, Läsionen des Sehnervs und Gleichgewichtsstörungen beschrieben wurden. Nach längerem

Inhalantienabusus ist zudem mit Schäden innerer Organe zu rechnen, speziell der Nieren, der Leber (besonders durch chlorierte Kohlenwasserstoffverbindungen), der Lungen und des Herzens (Arrhythmien, Kardiomyopathie). Auch sind Veränderungen im blutbildenden System möglich; das in Verdünnungsmitteln, Lackentfernern und Benzin enthaltene Benzol gilt als Verursacher von Leukämien. Bei Neugeborenen, deren Mütter Inhalantien konsumierten, wurde ein «fetales Lösungsmittelsyndrom» (Fetal Solvent Syndrome; «Toluol-Embryopathie») beschrieben, welches Ähnlichkeiten mit dem fetalen Alkoholsyndrom (Alkoholembryopathie) zeigt.

7.3 Aerosole

Aerosole finden sich vornehmlich in Spraymitteln (Farbspray, Haarspray, Deodorants) und bestehen aus den Inhaltsstoffen (Farbe, Aromastoffen) und Treibgas, welches die Partikel zielgerecht verteilt. Wichtige psychotrope Bedeutung haben u. a. Butan und Propan, die sich auch in Feuerzeugen finden. Die Inhalation geschieht üblicherweise durch Sprühen in Mund oder Nase; Wirkungen und Spätfolgen ähneln denen der flüchtigen Lösungsmittel. Insbesondere bei Konsum von Butan und Propan sind zahlreiche Todesfälle bekannt.

7.4 Flüchtige Nitritverbindungen

Diese finden sich zum einen in Medikamenten (etwa Amylnitrit als vasodilatatorische, d. h. gefäßerweiternde Substanz), zum anderen in diversen Sprays.

Amylnitrit – in Deutschland nicht als Medikament im Handel – kommt wegen der Lichtempfindlichkeit der Substanz in dunklen Ampullen auf den Markt, bei deren Aufbrechen ein leichter Knall zu hören ist (daher die Szenenamen «Poppers» oder «Snapers»); auch Butyl- und Isobutylnitrit werden als psychotrope Substanzen missbraucht. Wie bei anderen Inhalantien werden euphorisierende und psychedelische Effekte beschrieben; dazu wirken Nitrite über Gefäßerweiterung sexualstimulierend und potenzsteigernd. Die Substanzen werden daher eher von älteren Jugendlichen und jungen Erwachsenen konsumiert und waren zeitweise in der amerikanischen Homosexuellenszene sehr beliebt.

7.5 Inhalationsnarkotika

Zu dieser Gruppe gehören die heute so gut wie gar nicht mehr in der Medizin eingesetzten Substanzen Äther und Chloroform sowie die Narkosemittel Halothan und Lachgas. Während die ersten beiden Substanzen auch als Rauschdrogen weitgehend an Bedeutung verloren haben (siehe Kasten *Äther als Rauschmittel*), werden Halothan und Lachgas nach wie vor als psychoaktive Substanzen missbraucht, speziell von Personen in Heilberufen.

Die Effekte entsprechen weitgehend denen der Schnüffelstoffe: Im typischen Fall tritt zunächst Erregung auf, oft verbunden mit Übelkeit und Erbrechen; danach entwickelt sich ein an-

Äther als Rauschmittel

Äther (Ether, genauer Diethylether), schon den Alchemisten bekannt, war lange ein Rauschmittel und später auch Narkosemedikament; die missbräuchliche Verwendung war häufig (sogenannte Ätherpartys); in der zweiten Hälfte des 19. Jahrhunderts waren Ätherräusche sehr verbreitet, und während der Prohibition diente die Substanz teilweise als geduldeter Alkoholersatz und wurde glasweise in Gastwirtschaften ausgeschenkt. Mittlerweile hat Äther nicht nur als Narkosemittel, sondern auch als psychotrope Substanz an Bedeutung verloren. Teilweise wird er getrunken, teilweise als Dampf inhaliert – oft mit Hilfe einer über den Kopf gezogenen Plastiktüte, was beträchtliche Erstickungsgefahr birgt; auch tödliche Lähmungen des Atemzentrums bei hohen Dosen wurden beschrieben. Äther dürfte erhebliches Suchtpotential aufweisen; Entzugserscheinungen wurden beschrieben, etwa Schlaflosigkeit, zuweilen auch paranoid-halluzinatorische Zustände. Langfristiger Konsum führt zu körperlichen Schäden, u. a. an Herz und Leber, möglicherweise auch zu epileptischen Anfällen.

genehmer Zustand mit psychedelischen Effekten, der in eine Art «Traumzustand» übergeht; erst dann kommt es zu der in der Narkose gezielt angestrebten, von den Konsumenten aber durch Dosierung und Atemtechniken so gut wie möglich vermiedenen Bewusstlosigkeit. Als Wirkmechanismen werden ähnlich wie bei den flüchtigen Lösungsmitteln v. a. Veränderungen von Membraneigenschaften sowie eine Wechselwirkung mit Rezeptoren, speziell dem GABA-A-Rezeptor sowie dem NMDA-Rezeptor für Glutamat, diskutiert.

Wohl häufiger als Halothan wird Lachgas (N_2O, Distickstoffmonoxid, Stickoxydul) zur missbräuchlichen Inhalation verwendet. Der Name leitet sich von der euphorisierenden Wirkung her, die im 19. Jahrhundert auf Jahrmärkten zur Publikumsbelustigung erzeugt wurde; der zuweilen zu beobachtende regelrechte Lachanfall wird über Disinhibition, d. h. durch eine Hemmung hemmender Strukturen, erklärt. Nicht nur unter Angehörigen der medizinischen Berufe hat Lachgas Bedeutung als psychotrope Substanz; auch von Jugendlichen wird es zuweilen als Partydroge aus Treibgaspatronen und gefüllten Luftballonen inhaliert. N_2O muss mit sehr viel Sauerstoff gemischt werden, damit es nicht zu einer gefährlichen Hypoxie mit irreversiblen Hirnschäden kommt. Insofern ist der Konsum keineswegs ungefährlich, Todesfälle in diesem Zusammenhang sind dokumentiert.

8 Designerdrogen: Ecstasy und andere synthetisch hergestellte Substanzen

8.1 Begriffsklärungen

Als Designerdrogen (von engl. *to design* = planen, auf dem Reißbrett entwerfen) bezeichnete man ursprünglich psychotrope Substanzen, welche durch eine planmäßige Variation bekannter Ausgangsstoffe erzeugt werden. Ein solches Vorgehen soll die psychoaktiven Effekte verbessern oder Nebenwirkungen geringer halten, zudem oft eine billiger herzustellende und damit gewinnträchtigere Droge auf den Markt bringen. Darüber hinaus haben «designte» Substanzen den Vorteil, zunächst – jedenfalls bis sie beschlagnahmt, analysiert und schließlich verboten werden – im Allgemeinen nicht illegal zu sein; bis der Handel mit ihnen eine tatsächlich verfolgte Straftat darstellt, können Jahre vergehen (siehe Kasten *Rechtliche Aspekte in Zusammenhang mit Designerdrogen*). Designerdrogen im Sinne obiger Definition sind die Designeropiate, in der Regel Derivate des sehr potenten synthetischen Opioids Fentanyl, die durch systematische Substitution von Seitenketten des Ringgerüsts entstehen.

Mittlerweile wird der Begriff meistens im weiteren Sinne gebraucht: Danach bezeichnet er jede synthetisch hergestellte psychotrope Substanz, auch wenn dies ursprünglich in anderer Absicht geschah. Bekannte Designerdrogen nach dieser Definition sind MDMA (3,4-Methylendioxy-Methamphetamin) und MDA (3,4-Methylendioxy-Amphetamin), die bereits zu Beginn des 20. Jahrhunderts von der Firma Merck als Patente angemeldet wurden, aber nie – wie ursprünglich geplant – als Appetitzügler zum Einsatz kamen.

Manche gebrauchen den Begriff Designerdrogen in nochmals erweiterter Bedeutung, nämlich als jede durch chemische

Rechtliche Aspekte in Zusammenhang mit Designerdrogen

Prinzipiell sind Vertrieb und Besitz einer nicht explizit unter die Bestimmungen des Betäubungsmittelgesetzes gestellten psychotropen Substanz nicht verboten. Auch geringfügige molekulare Veränderungen eines dem BtMG unterstellten Stoffes wären somit ungestraft handelbar. Der Gesetzgeber wehrt sich gegen diese unbefriedigende rechtliche Situation teilweise dadurch, dass er bereits Stoffe der verschärften Kontrolle unterwirft, aus denen sich psychoaktive Substanzen gewinnen lassen (etwa das zur Herstellung von PCP benötigte Piperidin), oder prophylaktisch den Handel mit gewissen Verbindungen verbietet, auch wenn sie noch gar nicht synthetisiert wurden. Darüber hinaus ist insofern die Möglichkeit eines rechtlichen Einschreitens gegeben, als Designerdrogen zumindest als Medikamente anzusehen sind, die ohne Genehmigung nicht ungestraft vertrieben werden dürfen. Kompliziert wird die Angelegenheit allerdings dadurch, dass einige psychoaktive Substanzen in manchen Ländern – bekannt sind diesbezüglich die Niederlande – legal verkauft werden und der Besitz von legal im Ausland erworbenen Substanzen zunächst nicht unbedingt eine Straftat darstellt.

Verfahren aus anderen, auch aus natürlichen Produkten gewonnene psychoaktive Substanz; so würde Crack in diese Kategorie fallen.

Hier soll der Begriff in der zweiten Bedeutung verwendet werden; Designerdrogen wären also jene im strengen Sinne so bezeichneten Stoffe (etwa Designeropioide) sowie Stoffe, die durch chemische Prozesse aus anderen (nicht natürlichen) Substanzen hervorgehen. Sie sind kaum mehr zu überblicken, und laufend kommen neue hinzu, deren Effekte und Nebenwirkungen (auch bei akribischem Design) erst nach längerer Zeit einigermaßen bekannt sind. Deshalb seien hier nur einige Gruppen skizziert (gegliedert teils nach chemischer Struktur, teils nach psychotropen Haupteffekten); bezüglich ihrer Wirkungen und vermuteter Wirkmechanismen wird auf vorangehende Kapitel verwiesen.

8.2 Designeropiate

Diese Gruppe wurde oben definiert: Die Substanzen nehmen meist ihren Ausgang vom synthetischen Opioid Fentanyl, das in der Medizin als starkes Schmerzmittel dient sowie zur «Neuroleptanalgesie» (also zur Einleitung von Narkosen oder als wichtiger Wirkstoff von Kurznarkosen) eingesetzt wird; daher ist es nicht allzu schwierig, sich Fentanyl für die Weiterverarbeitung zu beschaffen. Durch oft geringfügige Variation der Struktur konnten mittlerweile zahlreiche Stoffe erzeugt werden, etwa Alphamethylfentanyl, Benzylfentanyl oder Carfentanyl, um nur einige wenige zu nennen; manche sind mehr als tausendfach so potent wie Morphin. Einige kamen aus legalen pharmazeutischen Labors in den Handel, andere werden planmäßig illegal synthetisiert. Sie werden teils den Konsumenten als Heroin angeboten; angesichts der extremen Wirksamkeit und der schwierigen Abpackung exakter Einzeldosen wurden zahlreiche tödliche Überdosierungen bekannt.

Von einem anderen synthetischen Opioid, nämlich Pethidin, abgeleitet ist MPPP (1-Methyl-4-Phenyl-4-Propionpiperidin), welches sich in seinen psychotropen Effekten kaum von Heroin unterscheiden lässt; es wurde oft als «neues» oder «synthetisches Heroin» verkauft, nicht selten aber den Konsumenten als gewöhnliches Heroin untergeschoben. Die Substanz erlangte insofern traurige Berühmtheit, als bei der Synthese – je nach Qualität des Labors – mehr oder weniger große Mengen von MPTP als Nebenprodukt entstehen können; diese Substanz kann durch Zerstörung der Substantia nigra ausgeprägte neurologische Störungen, dem Parkinsonsyndrom ähnlich, hervorrufen und ist für zahlreiche schwere Dauerschäden verantwortlich. Zwar hat MPPP offenbar in Europa nie große Bedeutung gehabt und besitzt diese auch in den USA nicht mehr; der Vorgang führt jedoch auf drastische Weise vor Augen, wie sorg- und kritiklos Drogenkonsumenten sich unbekannte, einen neuen Kick versprechende Substanzen einverleiben.

8.3 Amphetamin- und Methamphetaminderivate

Hier sind an erster Stelle MDMA und MDA zu nennen, die in Kapitel 6 als «Entaktogene» eingeführt wurden und wichtige Repräsentanten der großen Gruppe der Partydrogen (oder Freizeitdrogen; engl. *recreational drugs*) sind. Daneben existieren zahlreiche andere wie DOM (2,5-Dimethoxy-4-Methylamphetamin) oder die nur noch im weiteren Sinne mit den Amphetaminen verwandten Substanzen 2C-B (4-Bromo-2,5-Dimethoxyphenetylamin), 2C-T-2 (2,5-Dimethoxy-4-Ethylthiophenetylamin) und 2C-T-7 (2,5-Dimethoxy-4-(n)-Propylthiophenetylamin). Lediglich die in Ecstasy enthaltenen Substanzen MDMA, MDA sowie MDE sollen ausführlicher zur Darstellung kommen; für andere Präparate muss auf Spezialwerke verwiesen werden (etwa Geschwinde, 2007).

Ecstasy. MDA und MDMA wurden Anfang des 20. Jahrhunderts von der Firma Merck patentiert, ohne dass es jemals zum geplanten Einsatz als Appetitzügler kam. So gerieten die Substanzen für lange Zeit in Vergessenheit; erst Ende der 1950er Jahre erfolgten systematischere Untersuchungen zu den psychotropen Effekten von MDMA; später wurde die Substanz zuweilen unterstützend bei psychotherapeutischen Sitzungen eingesetzt. Größere Bedeutung erhielt sie aber erst in den 1970er und 1980er Jahren als Partydroge Ecstasy (siehe auch Kasten *Was so alles unter Ecstasy verstanden wird*). 1986 wurden MDMA und verwandte Stoffe dem Betäubungsmittelgesetz unterstellt (etwa gleichzeitig in den USA als illegales Suchtmittel eingestuft), was auf den Verbrauch wenig Einfluss hatte. Die Substanz lässt sich nämlich auch in Kleinstlabors herstellen und gewinnbringend auf den Markt werfen.

Die Aufnahme von Ecstasy (XTC) erfolgt meist oral in Form von Tabletten, wobei nicht nur deren Inhaltsmengen variieren, sondern auch die qualitative Zusammensetzung. Resorption und Verteilung erfolgen schnell, sodass erste Wirkungen oft schon nach einer Viertelstunde eintreten. Angaben zur Verweildauer im Körper sind mit großen Unsicherheiten behaftet;

Was so alles unter Ecstasy verstanden wird

Wer Ecstasytabletten ersteht, erwartet üblicherweise als Wirkstoff MDMA (= 3,4-Methylendioxy-Methamphetamin), erhält dieses aber keineswegs immer; in noch günstigen Fällen findet sich eine Mischung von MDMA mit MDA (3,4-Methylendioxy-Amphetamin) und MDE (3,4-Methylendioxy-N-Ethylamphetamin), Stoffen mit etwa vergleichbaren Effekten.

Keineswegs selten sind Beimischungen anderer (meist billiger herzustellender) psychotroper Substanzen, besonders von PCP, dessen Effekte und Nebenwirkungen (abgesehen von der Euphorisierung) nur sehr entfernt mit denen der Methylendioxy-Amphetamine Ähnlichkeit besitzen; im Extremfall wird reines PCP als Ecstasy angeboten.

Ebenfalls nicht immer mit Ecstasy als MDMA-haltigem Präparat hat «Liquid Ecstasy» zu tun; dieses kann eine saftförmige Aufbereitung von MDMA sein, ebenso aber den ganz anderen Wirkstoff Gammahydroxybuttersäure (GHB) enthalten; Letzteres hat sich inzwischen als Partydroge etabliert (siehe unten). Ebenfalls nicht MDMA-haltig ist Herbal Ecstasy, welches diverse Pflanzenteile mit psychotropen Inhaltsstoffen enthält, so etwa Koffein und Ephedrin.

nach 24 Stunden dürfte die Elimination weitgehend abgeschlossen sein.

Bald nach Einnahme treten Reaktionen auf, welche einer Aktivierung des sympathischen Nervensystems entsprechen (Erhöhung von Puls- und Atemfrequenz, Anstieg von Blutdruck und Körpertemperatur); Begleiterscheinungen teils recht unangenehmer Natur wie Übelkeit und Beklemmungen in der Brust werden von den Konsumenten in Kauf genommen. Die anschließend einsetzenden psychischen Wirkungen werden als entspanntes Glücksgefühl, als Empfindung inneren Friedens beschrieben; in diesem Zustand findet sich eine allgemeine Zufriedenheit nicht nur mit sich selbst, sondern auch mit der Umgebung, die positiver als sonst gesehen wird; diese Einfühlsamkeit bedingt eine Neigung zur Kommunikation. Die für klassische Halluzinogene typischen akzentuierten Wahrnehmungen mit

Pseudohalluzinationen und Illusionen sind bei Ecstasykonsum eher unüblich. Wahnvorstellungen, Angstattacken und echte Halluzinationen stellen sich zumeist erst bei höheren Dosen ein, in Einzelfällen schon nach Einnahme kleinerer Mengen. Im Anschluss an die Intoxikation tritt typischerweise ein längerer Zustand der Erschöpfung und Ruhebedürftigkeit ein. Unter Ecstasyeinfluss finden sich verstärktes Schwitzen und Wasserausscheidung durch die Niere, während zugleich Durst und Hungergefühl vermindert sind; einige bedrohliche Nebenwirkungen erklären sich als Folgen des Verlusts von Wasser und Elektrolyten.

Die Intoxikation hält bei MDMA etwa vier bis sechs Stunden an, bei MDA deutlich länger. Auffällig sind weit geöffnete Pupillen (Mydriasis) und Temperaturerhöhung (Hyperthermie); die für den Cannabisrausch charakteristische Bindehautrötung fehlt, auch bemerkenswerte psychedelische Effekte wie Veränderungen des Zeitempfindens sind nicht die Regel.

Als Wirkmechanismus diskutiert werden ein Agonismus an Serotoninrezeptoren sowie verstärkte Serotoninausschüttung aus präsynaptischen Neuronen (zudem Hemmung der Wiederaufnahme).

Im Rahmen des Konsums werden akute, schwere Symptombilder beschrieben. So wurde über halluzinatorische Zustände, lebensbedrohlichen Anstieg der Körpertemperatur, Störungen im Gerinnungssystem (Koagulopathien), Hirnblutungen, Gefäßverschlüsse, Hirnödeme, Herzrhythmusstörungen, Nieren- und Leberversagen berichtet. Auch Todesfälle im Rausch sind dokumentiert, gehen jedoch oft auf Beikonsum zurück – vielleicht von Stoffen, welche die Konsumenten gutgläubig als Ecstasy gekauft haben – oder trafen vorgeschädigte Personen (wie tödliche Rhythmusstörungen bei Herzkranken). In jedem Fall ist aber auch der einmalige Genuss von Ecstasy – selbst wenn keine anderen Substanzen beigemischt sind – nicht immer als harmlos zu betrachten und muss bei gewissen Vorerkrankungen als risikoreich angesehen werden.

Im Anschluss an den Ecstasyrausch findet sich nicht selten ein ausgeprägtes Schlaf- und Erholungsbedürfnis; auch eine Art

«Hangover» mit Benommenheit und Kopfschmerz am Folgetag kann auftreten. In Einzelfällen wird von Nachwirkungen berichtet, die bis zu zwei Wochen anhalten und die Form von Depressionen, Angstattacken oder psychotischen Zuständen haben. Flashbacks hingegen werden bei MDMA, welches nur gering auf die Wahrnehmung wirkt, selten beschrieben.

Eine eher mäßige Toleranzentwicklung tritt zuweilen bezüglich der entaktogenen Effekte ein. Entzugssymptome sind offenbar wenig ausgeprägt; gelegentlich wurden allerdings nach Absetzen depressive Zustände und Angst beobachtet. Der Missbrauch von Ecstasy ist, besonders in der Technomusikszene, somit speziell unter Personen zwischen 15 und 25 Jahren, keineswegs selten. Viele sind nur Gelegenheitskonsumenten; ein gewisser Anteil dürfte jedoch MDMA und verwandte Substanzen ziemlich regelmäßig konsumieren, oft zusammen mit anderen Amphetaminderivaten; bei einigen ist regelrechte Abhängigkeit anzunehmen. Ein gewisses Suchtpotential ist bereits daraus zu ersehen, dass sich Affen MDMA selbst applizieren – was bei vielen anderen Halluzinogenen, z. B. LSD, nicht der Fall ist.

In Tierstudien fanden sich Zerstörungen der Endpartien serotonerger Neuronen durch MDMA. Somit sind Spätschäden beim Menschen wahrscheinlich, wenn auch noch nicht zweifelsfrei als Folge des Konsums nachgewiesen. Psychotische Episoden und amotivationale Symptomatik finden sich häufiger bei Ecstasykonsumenten; ähnlich wie bei Cannabisrauchern lässt sich nicht immer eindeutig der kausale Zusammenhang beweisen. Inwieweit bleibende Gedächtnisstörungen auftreten können, steht in Diskussion. Schäden des Fetus bei Ecstasy konsumierenden Schwangeren sind nicht zweifelsfrei gesichert, jedoch keineswegs auszuschließen.

DOM. Wie in Abschnitt 6.3 erwähnt, führt die Anfügung von Methoxy-Gruppen an das Ringgerüst von Amphetaminen zu halluzinogenen Substanzen. Eine diesbezüglich sehr starke, oft bedrohliche Wirkung hat DOM (2,5-Dimethoxy-4-Methylamphetamin); die Substanz war Ende der 1960er Jahre in den USA zeitweise unter der Bezeichnung STP («Serenity», «Tranquility»,

«Peace») auf dem Markt, hat danach aber, wegen diverser «Horroreffekte», auch dort ihre Bedeutung verloren.

2C-B, 2C-T-2 und 2C-T-7. Diese chemisch ähnlichen und auch hinsichtlich ihrer Wirkung vergleichbaren Substanzen haben geringere entaktogene Effekte als Ecstasy, wirken jedoch stärker psychedelisch; einige Konsumenten kombinieren sie mit MDMA. Die rechtliche Situation hinsichtlich ihres Verkaufs ist in einzelnen Ländern unterschiedlich.

8.4 Weitere Designerdrogen

GHB (Gammahydroxybuttersäure). Diese Substanz, die häufig unter dem Namen «Liquid Ecstasy» gehandelt wird, ist einfach zu synthetisieren und besitzt eine gewisse Bedeutung als Partydroge. Hinsichtlich ihrer Struktur ist sie kaum anderen psychotropen Substanzen ähnlich. Ihre Wirkung lässt sich wohl am besten mit der von Alkohol vergleichen (euphorisierend, sedierend, in höheren Dosen zur Bewusstlosigkeit führend, daher auch ihre missbräuchliche Verwendung als «K.-o.-Tropfen»); zeitweise wurde GHB in der Medizin als Narkosemittel benutzt. Entaktogene Effekte, zusammen mit Stimulierung von Libido und Potenz, machen den Reiz des Konsums verständlich.

Phencyclidin (PCP). Diese einfach herzustellende Substanz, die für gewisse Zeit in der Humanmedizin, danach zeitweise noch in der Tiermedizin als Narkosemittel eingesetzt wurde, gelangte Ende der 1960er Jahre unter dem Namen «Peace Pill» (aus PeaCePill) in die Drogenszene und wurde in den USA bis in die 1980er Jahre zu einem der meistkonsumierten illegalen Stoffe, speziell in ärmeren Bevölkerungsgruppen. Die Droge kommt zumeist als Tabletten oder Pulver, auch in Form von Kristallen, unter verschiedenen Namen auf den Markt; am gängigsten in den USA sind die Bezeichnungen PCP, Angel Dust, Hog (= Schwein, wegen ihres Einsatzes in der Veterinärmedizin) und Crystal, in Deutschland u. a. «Friedenspille» oder «Engelsstaub». Mittlerweile ist der Verbrauch anscheinend deutlich zurückgegangen;

allerdings wird die Substanz nach wie vor den ahnungslosen Konsumenten unter anderem Namen (wie Kokain, Heroin, THC, LSD) verkauft bzw. werden andere Drogen mit dem billig herzustellenden und psychoaktiv wirksamen PCP gestreckt.

PCP kann geschluckt, geschnupft oder intravenös appliziert werden, wird aber meistens geraucht, sodass binnen weniger Minuten die Wirkung einsetzt; bei oraler Aufnahme ist der Wirkungseintritt verzögert. Die Halbwertszeit ist mit 18 Stunden groß, sodass lange nach dem letzten Konsum noch starke Effekte zu erwarten sind.

Die Wirkungen unterscheiden sich deutlich von denen anderer Halluzinogene; mit gutem Grund wird Phencyclidin in DSM-IV als eigene Gruppe psychotroper Substanzen aufgeführt. Als wesentlicher Effekt ist eine «Dissoziation» der Persönlichkeit zu nennen: Die Konsumenten ziehen sich autistisch zurück, reagieren nur wenig oder unsystematisch auf äußere Reize und denken ähnlich «zerfahren» wie schizophrene Patienten. In niedrigen Dosen herrscht dabei euphorische Erregung vor, in höheren Dosen kommt es häufig zu einer Art von Starrezustand bei erhaltenem Bewusstsein (katatoner Stupor), in noch höheren zu einem komatösen Zustand; bemerkenswert ist dabei weitgehende Schmerzunempfindlichkeit. Einige Autoren weisen nachdrücklich auf die Ähnlichkeit der Symptome mit denen der Schizophrenie hin. Körperliche Reaktionen entsprechen teils einer Sympathikusaktivierung (Erhöhung von Blutdruck und Pulsfrequenz), teils sind sie Folge der anästhetischen Eigenschaften (Schmerzunempfindlichkeit, Taubheit); auch kann es zu ausgeprägten neurologischen Symptomen kommen.

Als Wirkmechanismus nimmt man eine Blockade am NMDA-Rezeptor für den erregenden Transmitter Glutamat an. Besetzung dieser Bindungsstellen führt zur Öffnung von Kalziumkanälen und damit zu erhöhter Erregbarkeit der postsynaptischen Nervenzelle. Phencyclidin blockiert den Ionenkanal, womit die Erregung durch Glutamat ausbleibt; damit lassen sich zwanglos zahlreiche Wirkungen von PCP erklären, v. a. die Linderung von Schmerzen, die Störungen der Gedächtnisleistung und schließlich die Induktion psychotischer Symptome.

Die Glutamathypothese der Schizophrenie

Neben erhöhter Aktivität des dopaminergen Systems (wohl in Form vermehrter oder empfindlicherer Rezeptoren für diesen Transmitter) nimmt man mittlerweile bei der Schizophrenie eine Störung der glutamatergen Übertragung an, und zwar in Form verminderter Leistungsfähigkeit des NMDA-Rezeptors. Anders als die Dopaminhypothese erklärt diese Annahme nicht nur die psychotischen Symptome (nämlich durch Wegfall der Hemmung, welche intakte NMDA-Rezeptoren auf das dopaminerge System ausüben); auch die Negativsymptomatik wie Antriebslosigkeit, autistischer Rückzug oder Affektverflachung sowie manche Effekte der atypischen Neuroleptika würden so verständlich. Wesentlicher Beleg für diese Annahmen sind die durch PCP bewirkten Veränderungen des NMDA-Rezeptors und die durch diese Substanz induzierten schizophrenen Symptome.

Die akute Intoxikation wird von der eingenommenen Dosis bestimmt, zudem nicht unwesentlich von den Erfahrungen der Konsumenten. Im günstigen Fall stellt sich ein euphorisches, losgelöstes Gefühl ohne komatösen Zustand und ohne wesentliche körperliche Beeinträchtigungen ein. Komplizierend können jedoch diverse psychische und körperliche Reaktionen hinzutreten (etwa affektive Verstimmungen, Angstzustände, psychotische Störungen, Delirien). Immer wieder wird auf unkontrollierte Gewalttätigkeiten im Rausch hingewiesen. Allerdings ist dies nicht eindeutig als Drogeneffekt nachzuweisen; es könnte auch sein, dass Personen mit Neigungen zu Gewalttätigkeiten sich speziell durch PCP angezogen fühlen bzw. diese Droge angesichts des eher niedrigen Marktpreises auswählen.

Bei Überdosierung können neben einer gefährlichen Erhöhung der Körpertemperatur ein anhaltender stuporöser Zustand oder ein Koma mit Atemlähmung eintreten; als weitere schwere Komplikationen wurden Krampfanfälle, Hirnblutungen und akute Zersetzung von Muskeleiweiß (mit der möglichen Folge von Nierenversagen) dokumentiert. Nimmt man noch Selbstverletzungen im Rahmen von Unfällen und Gewalttätigkeiten hinzu, so dürfte Phencyclidin unter den gängigen psychotropen Substanzen die gefährlichste sein.

Zur Toleranzentwicklung und zur Entzugssymptomatik liegt beim Menschen wenig Gesichertes vor. In Tierversuchen wurde beides beobachtet, wenn auch nicht allzu ausgeprägt. Tiere verabreichen sich die Substanz selbst, wenn ihnen dazu Gelegenheit gegeben wird – was bei den meisten anderen Halluzinogenen nicht der Fall ist; das Abhängigkeitspotential von PCP ist damit als hoch einzuschätzen.

Der Missbrauch dürfte in den USA – v. a. in speziellen Gruppen – nicht selten sein. Der Konsum erfolgt jedoch eher unregelmäßig, sodass in vielen Fällen nicht von regelrechter Abhängigkeit auszugehen ist. Ein Konsum über längere Zeit hinweg bleibt sicher nicht immer folgenlos. Zudem gibt es Hinweise auf Schäden bei Kindern konsumierender Schwangerer (fetales PCP-Syndrom).

Ketamin. Ketamin, ein verbreitetes, nicht dem BtMG unterstelltes Narkosemittel, hatte lange Zeit als Konsumdroge nur in spezielleren Zirkeln Bedeutung, z. B. bei medizinischem Personal; mittlerweile scheint es sich als Partydroge zu etablieren. Wiederum ist nicht auszuschließen, dass Drogenkonsumenten unter anderem Namen (etwa Ecstasy oder Kokain) in Wirklichkeit Ketamin verkauft wird. Die geschmack- und geruchlose Droge soll zudem – alkoholischen Getränken beigemischt – zuweilen zur Erzeugung von «K.-o.-Tropfen» benutzt werden.

Für Ketamin bestehen die gleichen Möglichkeiten der Applikation wie für PCP (orale Einnahme, Rauchen, Sniffen, intravenöse oder intramuskuläre Injektion); die Zeiten bis zum Wirkungseintritt und bis zur endgültigen Ausscheidung sind hingegen kürzer. Die Effekte (euphorisierend, psychedelisch, dissoziativ, analgetisch) sind ähnlich wie bei Phencyclidin, dem die Substanz strukturchemisch verwandt ist.

9 Naturdrogen

Die augenblickliche Tendenz, bei der Einnahme von Heilmitteln auf solche natürlichen Ursprungs zurückzugreifen, gilt auch für Konsumenten von Drogen. Dazu hat beigetragen, dass die angebotenen synthetischen Stoffe in ihrer Zusammensetzung sehr unzuverlässig sind, im noch günstigen Fall lediglich gestreckt wurden, oft aber gänzlich andere als die versprochenen Substanzen enthalten. Das Problem bleibt natürlich weitgehend gleich, wenn «Naturprodukte» erworben werden, denn auch beim Kauf von Samenkörnern oder getrockneten Pilzen ist man weitgehend auf die Angaben des Händlers angewiesen. So machen sich viele Konsumenten – mit mehr oder wenigen guten botanischen Kenntnissen – eigenhändig auf die Suche. Zu bedenken ist jedoch, dass natürliche Produkte keineswegs harmlos sind (bekanntlich ist das Pflanzenreich voll hochwirksamer Gifte) und dass in einer pflanzlichen Zubereitung neben der gesuchten Substanz eine Vielzahl anderer aufgenommen wird, die in ihren Wirkungen noch unklar sind. Hinzu kommt, dass die Substanzkonzentrationen (etwa von Psilocybin in Pilzen der Gattung Psilocybe) auch innerhalb ein und derselben Spezies beträchtlich schwanken können. Zudem schließt sich für viele Konsumenten die gleichzeitige Einnahme von Naturprodukten und synthetischen Rauschdrogen nicht aus, woraus schwer durchschaubare und teilweise hochriskante Konsummuster resultieren.

Viele in Form von Naturprodukten konsumierte Substanzen wurden hinsichtlich ihrer Wirkungen und angenommenen Mechanismen bereits in vorigen Kapiteln besprochen (v. a. in Kapitel 6), sodass die Ausführungen dazu kurz gehalten werden können. Die Gliederung erfolgt hier – anders als bisher – nicht nach Substanzen bzw. Wirkungen, sondern nach groben botanischen Kategorien.

9.1 Einheimische bzw. weltweit verbreitete Pflanzendrogen

Psilocybe-Pilze. Die Pilzgattung Psilocybe ist fast in der ganzen Welt verbreitet; hohe Konzentration der psychoaktiven Substanzen Psilocybin und Psilocin enthalten u. a. die leicht zu kultivierende Art Psilocybe cubensis sowie Ps. mexicana; aber auch einige nordamerikanische und europäische Arten sind reich an psychotropen Substanzen.

Die Psilocybe-Pilze gehören zu den Blätterpilzen (wie der Champignon, der Fliegenpilz und der hochgiftige Knollenblätterpilz). Es sind Ständerpilze mit dünnem Stiel und glattem Kopf (daher auch der Name Kahlkopf), welcher bei Ps. mexicana eine Krempe aufweist (wie ein Sombrero), beim in Europa heimischen Spitzkegeligen Kahlkopf (Ps. semilanceata) glockenförmig ist oder regelrecht spitz wie ein Filzhut zuläuft.

Ps. mexicana (Mexikanischer Zauberpilz, Teonanacatl) wächst v. a. in Mexiko und Guatemala und hatte in rituellen Praktiken immer gewisse Bedeutung. Eine Art Wiederentdeckung durch die einheimische Bevölkerung erfolgte in der ersten Hälfte des vergangenen Jahrhunderts. Weiteres Interesse fand der Pilz einerseits durch Wissenschaftler wie A. Hofmann (den Entdecker von LSD) sowie den ebenfalls in Zusammenhang mit LSD in Abschnitt 6.2 erwähnten Timothy Leary, andererseits durch die Hippiekultur; auch die in ihrer Korrektheit angezweifelten Schilderungen von Carlos Castaneda haben Psilocybe in größeren Kreisen bekannt gemacht.

Die europäische (und nordamerikanische) Variante, der Spitzkegelige Kahlkopf (Psilocybe semilanceata), dürfte schon im Neolithikum bei schamanischen Praktiken zur Anwendung gekommen sein. Mit Sicherheit spielte er eine Rolle in Hexenkulten und wurde Mitte des 20. Jahrhunderts der breiteren Öffentlichkeit bekannt, wozu wiederum A. Hofmann in einer Veröffentlichung über den Psilocybingehalt des Pilzes wesentlich beitrug. Mittlerweile wird der vornehmlich auf Wiesen gedeihende Pilz regelmäßig gesammelt. Daneben hat sich die Praxis entwickelt, Arten von Psilocybe (speziell von Ps. cubensis) im eigenen Heim zu züchten bzw. hierzulande professionell gezüchtete Pilze zu erwerben.

Psilocybe-Pilze werden in der Regel oral aufgenommen, entweder unmittelbar nach der Ernte roh verspeist oder nach Lagerung und Trocknung in diversen Getränken, etwa Schokolade, konsumiert. Es zeigen sich die in Abschnitt 6.2 skizzierten psychedelischen Effekte, die v. a. auf Beeinflussung des serotonergen Systems basieren dürften.

Fliegenpilz und Verwandte. Genuss des rohen Fliegenpilzes (Amanita muscaria) zur Erzeugung von Halluzinationen war wohl schon in den griechischen Mysterienkulten üblich und hat noch heute bei schamanischen Ritualen in Sibirien Bedeutung; möglicherweise ist er identisch mit dem sagenhaften Soma der Sanskritliteratur (siehe Kasten *Das rätselhafte Soma*). Als «profane» Rauschdroge zur Erzeugung angenehmer Gefühle dürfte der Fliegenpilz hingegen bisher eine geringe Rolle gespielt haben, was sich möglicherweise im Augenblick ändert. Zunehmend ausführlicher widmen sich jedenfalls Werke über psychotrope Substanzen sowohl dem Fliegenpilz (nach einer nicht unumstrittenen These so genannt wegen seiner Fliegen tötenden Wirkung, franz. *amanite tue-mouche*) wie auch dem verwandten, wesentlich gefährlicheren Pantherpilz (Amanita pantherina).

Die Pilze werden entweder frisch oder getrocknet (nach Einlegen in Wasser oder Alkohol) gegessen; im Trockenzustand werden sie (oft vermischt mit Tabak oder Cannabis) auch geraucht.

Die Wirkung variiert individuell stark und ist wesentlich dosisabhängig: In geringeren Mengen genossen, resultiert ein Gefühl der Schläfrigkeit, nach höheren Dosen tritt zumeist gehobene Stimmung ein; die geistige Leistungsfähigkeit wird stimuliert, und es verändern sich Farb- und Geschmacksempfindungen; nach Verzehr größerer Mengen treten neurologische Begleitsymptome auf.

Offenbar ist nicht Muskarin, welches den Parasympathikus anregt, für die psychedelischen Effekte von A. muscaria verantwortlich; sie sind eher auf Muscimol zurückzuführen, welches als Anticholinergikum indirekt die Aktivität des dopaminergen Systems verstärkt (siehe Abschnitt 6.4) und den Sympathikus aktiviert.

Das rätselhafte Soma

In den altindischen Veden wird ein berauschender göttlicher Trank namens Soma beschrieben, zusammen mit präzisen Herstellungsanleitungen (Auspressen, Filtrieren der Flüssigkeit, Vermischung mit anderen Stoffen). Um welche Pflanze es sich handelt, deren Saft heldenhafte Kräfte verleihen soll, ist jedoch nirgendwo präzisiert, sodass darüber reizvolle Spekulationen existieren. Nach Auffassung einiger Autoren soll es sich um aus Trauben gewonnenen Wein handeln, nach Meinung anderer um die Steppenraute. Auch der Fliegenpilz ist ein möglicher Kandidat für Soma, wozu jedoch die oben skizzierte Form der Zubereitung des Getränks nur bedingt passt.

Muskatnuss. Muskatgewürze (Nüsse und Blüten des ursprünglich in Südostasien beheimateten Muskatnussbaumes Myristica fragrans) werden zuweilen, oft in Ermangelung anderer Substanzen, zur Euphorisierung und Erzeugung psychedelischer Effekte eingesetzt (wenn auch mit Begleitsymptomen wie Magenkrämpfen und Übelkeit sowie ausgesprochen unangenehmen Nachwirkungen); wegen des möglichen Missbrauchs soll Muskatnuss als Gewürz aus vielen Gefängnisküchen verschwunden sein.

Als psychoaktive Inhaltsstoffe wurden u. a. Myristicin und Elemicin identifiziert, die wahrscheinlich im Körper zu Methoxy- bzw. Methylendioxy-Amphetaminen, also zu psychedelischen bzw. entaktogenen Substanzen, metabolisiert werden.

Engelstrompete. Während der gefährlichere Stechapfel (Datura stramonium) sich in Europa als Konsumdroge nie wirklich durchsetzen konnte, hat die verwandte Engelstrompete (Brugmansia suaveolens bzw. Datura suaveolens, auch Baumdatura oder Baumstechapfel) in letzter Zeit unter Kindern und Jugendlichen breites Interesse gefunden, zumal die häufig auf sonnigen Terrassen platzierten Topfpflanzen leicht zugänglich sind. Typischerweise werden die Blüten oder Blätter zu einem Sud aufgegossen, vereinzelt (oft in Kombination mit Cannabis) geraucht.

Es resultiert meist ein euphorischer Zustand mit gewissen psychedelischen Effekten, nicht selten regelrecht delirante Zustände; oft tritt ein anschließender Dämmerschlaf auf, zuweilen überwiegt sofort die Sedierung. Die Pupillen sind weit geöffnet, wegen fehlender Schweißproduktion ist die Körpertemperatur erhöht. Diverse neurologische Begleiterscheinungen können lange nach Konsumende anhalten. Psychotropes Hauptalkaloid dieses Nachtschattengewächses ist das anticholinerg wirkende Scopolamin. Da Acetylcholin für die Gedächtnisbildung wesentlich ist, finden sich für die Geschehnisse im Rausch oft auffällige Amnesien.

Herbal Ecstasy. Dabei handelt es sich um eine uneinheitlich zusammengesetzte Mischung diverser psychoaktiver Pflanzen. Als Bestandteile werden u. a. Ginkgo, Colanuss, Muskat, Salbei, Teeblätter und v. a. Teile des Ephedra-Strauches genannt; dessen Hauptalkaloid, das dem Amphetamin verwandte Ephedrin, trägt wohl wesentlich zu den psychostimulierenden Effekten bei. Insgesamt soll – anders als den Konsumenten versprochen – die Wirkung von Herbal Ecstasy nur wenig der von MDMA gleichen. Wahrscheinlich tragen die Erwartungen und das «Setting» der Einnahme mehr zu den psychischen Effekten bei als die Substanzen selbst, umso mehr als die inzwischen verbotenen Ephedra-Produkte nun nicht mehr enthalten sind (Ephedra-free Herbal Ecstasy).

Aztekensalbei (Zaubersalbei, Salvia divinorum). Die Pflanze, welche nicht mit dem hierzulande vielerorts zu findenden Gewürzsalbei (Salvia officinalis) zu verwechseln ist, wächst ursprünglich nur in einem kleinen Gebiet Mexikos; ihre Blätter werden dort schon sehr lange als Halluzinogen im rituellen Rahmen benutzt. Mittlerweile wird sie von spezifischen Subgruppen Interessierter in Europa und den USA gezüchtet; die getrockneten, zum Rauchen geeigneten Blätter finden sich auch in manchen niederländischen Läden zum Kauf angeboten. Erst vor kurzer Zeit wurde Salvia divinorum in Deutschland dem Betäubungsmittelgesetz unterstellt. Grund des Konsums sind sehr eindrucksvolle psychedelische Effekte, die ähnlich wie Phencyclidin und Ketamin – aber offenbar noch stärker – ein Gefühl der Auflösung der eigenen Identität ergeben, daneben heftige Verzerrungen der Wirklichkeit. Ein solcher Trip ist selten angenehm, aber inhaltlich so beeindruckend, dass trotz der erschreckenden Impressionen manche aus Neugier das Erlebnis von Zeit zu Zeit wiederholen (oft im Beisein nicht Berauschter, um sich und andere durch die bizarren Handlungen nicht zu gefährden). Über Langzeitfolgen ist wenig bekannt; allerdings würden sie in der teils wohl etwas verschrobenen Klientel nicht unbedingt sofort auffallen. Inzwischen wurde als wohl wichtigste psychoaktive Substanz Salvinorin isoliert (ausnahmsweise kein Alkaloid), dessen Wirkmechanismen noch unklar sind.

Energy Drinks. Diese in jugendlichen Szenekreisen (besonders der Rave- und Technokultur) als Alternative zu Alkohol konsumierten Getränke enthalten neben Koffein das aus einem südamerikanischen Kletterstrauch gewonnene psychostimulierende Guarana, welches wiederum als Hauptalkaloid Koffein enthält; von den beigemischten Vitaminen und dem in seiner Wirkung umstrittenen Taurin abgesehen, handelt es sich also um ausgesprochen teure Koffeingetränke – auch wenn die phantasievollen Namen den Konsumenten anderes suggerieren.

9.2 Regional bedeutsame Rauschdrogen

Hier seien nur die Genussdrogen besprochen, nicht aber die vorwiegend im Rahmen ritueller Praktiken eingenommenen psychoaktiven Substanzen (wie das in Abschnitt 6.2 erwähnte Ayahuasca).

Betel. Das Kauen der Betelnuss (Frucht der Arecapalme) ist über den gesamten südostasiatischen Raum (einschließlich Indien) verbreitet, auch in der Südsee (mit Ausnahme Polynesiens), daneben in den Küstenregionen Ostafrikas; der Gebrauch lässt sich unschwer an den roten Flecken an Böden und Wänden erkennen, die durch Ausspucken des Saftes entstehen, ebenso an den auffällig roten Lippen der Konsumenten. Die zerhackte Nuss stellt den unter psychotropen Aspekten wichtigsten Bestandteil des sogenannten Betelbissens dar, dessen Umhüllung das grüne Blatt des Betelpfeffers (Piper betle) bildet; ein dritter konstanter Bestandteil ist gelöschter Kalk, der u. a. durch Brennen von Muschelschalen gewonnen wird. Daneben gibt es fakultative, regional unterschiedliche Ingredienzien wie Tabak, Kardamon oder Muskatnuss.

Hauptwirkstoff ist das in der Betelnuss (Areca catechu) enthaltene Alkaloid Arecolin, welches über die Stimulation von Acetylcholinrezeptoren den Parasympathikus anregt und zu verstärkter Verdauungstätigkeit führt, andererseits unter dem Einfluss von Kalk in das euphorisierende Arecaidin umgewandelt wird. Das Blatt des Betelpfeffers enthält keine psychoaktiven Alkaloide, dient aber als geeignete Umhüllung und liefert mit seinen ätherischen Ölen einen aromatischen Geschmack.

Khat (Qat). Die Blätter des auf der Arabischen Halbinsel und an der Ostküste Afrikas wachsenden Kathstrauches bzw. -baumes (Catha edulis) werden besonders im Jemen im Rahmen meist ritualisierter Veranstaltungen (Khat-Sessions) gekaut, welche in höheren Gesellschaftskreisen einen großen Teil des Tages in Anspruch nehmen. Die psychotropen Hauptalkaloide, als deren wichtigstes Cathin (Norpseudoephedrin) angesehen wird, sind chemisch eng verwandt mit Ephedrin und Amphetamin, wirken also euphorisierend und psychostimulierend (mit der Folge sympathischer Aktivierung und kardiovaskulärer Nebenwirkungen). Folgt man den Beschreibungen dieser «Sessions», so stellt sich allerdings nach gewisser Zeit eine eher wohlig-entspannte Stimmung ein, nicht selten gefolgt von depressiven Zuständen.

Khatkauen ist auf Dauer körperlich keineswegs unschädlich, abhängig nicht zuletzt von der Qualität (und damit vom Preis) der verwendeten Blätter. Generell scheint bei den ärmeren

Schichten der Konsum weniger eine genussvolle Freizeitbeschäftigung darzustellen, sondern soll die Arbeitskraft steigern und in einem kurzen Rausch ein Vergessen der oftmals deprimierenden Lebensbedingungen ermöglichen.

Kawa (Kawa-Kawa). Im polynesischen Raum sowie in Teilen Melanesiens (etwa den Fidschi-Inseln) wird die zerhackte Wurzel (genauer: Stücke des Rhizoms, des Wurzelstocks) des Strauches Piper methysticum als rituelle Droge und als Konsumrauschmittel verwendet. Sie kommt üblicherweise in getrockneter Form auf die Märkte und wird nach Zerkleinerung meist in Wasser aufgelöst; die früher übliche Sitte, die Wurzelstücke von jungen Männern oder Frauen vorkauen zu lassen und den Speichelsaft mit Flüssigkeiten zu verrühren, ist heute kaum mehr gebräuchlich. In geringen Dosen wirkt der Genuss eher anxiolytisch-sedierend, dabei leicht euphorisierend; zuweilen wird von stimulierenden Effekten berichtet, sogar von halluzinogenen (aber erst nach Konsum großer Mengen). Insgesamt ergibt sich ein reichlich unklares Wirkungsspektrum.

Inhaltsstoffe sind Kavapyrone, als wichtigster wohl Kavain; angesichts der sedierenden und muskelentspannenden Wirkung (die somit der der Benzodiazepine gleicht) ist eine Wechselwirkung mit GABA-Rezeptoren nicht unwahrscheinlich. Für lange Zeit waren kavainhaltige Präparate in Deutschland rezeptfrei in Apotheken erhältlich (mit Angst- und Spannungszuständen als wichtiger Indikation); angesichts einiger gut dokumentierter Fälle von schweren Leberschäden wurde Kavain mittlerweile hierzulande aus dem Handel genommen.

Hinweise auf weiterführende Literatur und Quellen

Zu Formen, Aufbereitungen, Konsumarten und Wirkungen

In diesen Büchern werden – besonders vollständig bei Geschwinde – die relevanten psychotropen Substanzen charakterisiert, speziell in welcher Form sie auf dem Markt erhältlich sind und wie sie konsumiert werden.

Geschwinde, T. (2007) *Rauschdrogen: Marktformen und Wirkungsweisen.* 6. Auflage. Berlin: Springer.

Parnefjord, R. (2005) *Das Drogentaschenbuch.* 4. Auflage. Stuttgart: Thieme.

Schmidbauer; W., & vom Scheidt, J. (2004) *Handbuch der Rauschdrogen.* Erweiterte Neuausgabe. Frankfurt/Main: Fischer.

Zu biopsychologischen und medizinischen Aspekten

Dabei handelt es sich v. a. um neurochemische Erklärungen der Effekte sowie um Beschreibung der Folgen akuter und chronischer Einnahme.

Julien, R. M. (1997) *Drogen und Psychopharmaka.* Heidelberg: Spektrum.

Köhler, T. (2000) *Rauschdrogen und andere psychotrope Substanzen. Formen, Wirkungen, Wirkmechanismen.* Stuttgart: Kohlhammer.

Dazu weiter: Geschwinde (2007); Schmidbauer & vom Scheidt (2004).

Zu historischen Gesichtspunkten

Die wenigsten Rauschdrogen sind spontan in unserem Kulturkreis aufgetaucht, sondern haben meist eine lange und oft sehr lehrreiche Geschichte, etwa in Form ritueller Verwendung; diesem interessanten Aspekt widmen sich u. a. folgende Werke:

Rudgley, R. (1999) *Lexikon der psychoaktiven Pflanzen. Ein kulturhistorischer Trip.* München: Econ & List Taschenbuch Verlag.

Völger, G., & von Welck, K. (Hrsg.) (1982) *Rausch und Realität. Drogen im Kulturvergleich.* Reinbek: Rowohlt Taschenbuch Verlag.

Behandlung der Thematik teilweise auch in Rätsch (2002).

Zur Botanik und Ethnobotanik

Bezieht sich auf die Vielzahl psychoaktiver Pflanzen (inklusive Pilze) und die vermuteten Wirkstoffe, zudem auf deren Bedeutung im regionalen Brauchtum.

Alberts, A., & Mullen, P. (2006) *Psychoaktive Pflanzen, Pilze und Tiere.* 2. Auflage. Stuttgart: Kosmos.

Hiller, K., & Melzig, M. F. (Hrsg.) (2003) *Die große Enzyklopädie der Arzneipflanzen und Drogen*. Heidelberg: Spektrum.

Janzing, G. (2000) *Psychoaktive Drogen weltweit*. Löhrbach: Werner Pieper & Grüne Kraft.

Rätsch, C. (2002) *Enzyklopädie der psychoaktiven Pflanzen. Botanik, Ethnopharmakologie und Anwendung*. 6. Auflage. Aarau: AT Verlag.

Zu juristischen Gesichtspunkten

Die Rechtslage bezüglich des Vertriebs, Erwerbs und Besitzes ist für viele psychotrope Substanzen ziemlich unklar; die angegebenen Quellen versuchen, dies zu präzisieren.

Geschwinde, T. (2007) *Rauschdrogen: Marktformen und Wirkungsweisen*. 6. Auflage. Berlin: Springer.

Parnefjord, R. (2005) *Das Drogentaschenbuch*. 4. Auflage. Stuttgart: Thieme.

Weitere benutzte Quellen

Benkert, O., & Hippius, H. (2007) *Kompendium der Psychiatrischen Psychopharmakotherapie*. 6. Auflage. Heidelberg: Springer.

DSM-IV. Diagnostisches und Statistisches Manual Psychischer Störungen (hrsg. von H. Saß, H. U. Wittchen & M. Zaudig) (1996) Göttingen: Hogrefe.

Freud, S. *Schriften über Kokain* (hrsg. von A. Hirschmüller) (2004) Frankfurt/Main: Fischer Taschenbuch Verlag; darin als Nachdruck: «Über Coca.» *Zentralblatt für gesamte Therapie* 2, 289–314 (1884); «Beitrag zur Kenntnis der Cocawirkung.» *Wiener medizinische Wochenschrift* 35, 129–133 (1885).

ICD-10. Internationale Klassifikation psychischer Störungen. Kapitel V (F). (hrsg. von H. Dilling, W. Mombour & M. H. Schmidt) (1993) 2. Auflage. Bern: Huber.

Kleiber, D., & Kovar, K. A. (1998) *Auswirkungen des Cannabiskonsums: Eine Expertise zu pharmakologischen und psychosozialen Konsequenzen*. Stuttgart: Wissenschaftliche Verlagsgesellschaft.

Klein, K. (Hrsg.) (1980) *Taschenlexikon Drogen*. Düsseldorf: Schwann.

Köhler, T. (2005) *Biologische Grundlagen psychischer Störungen*. 2. Auflage. Göttingen: Hogrefe.

Siegel, S., Hinson, R., Krank, M., & McCully, J. (1982) Heroin «overdose» death: Contribution of drug-associated environmental cues. *Science* 216, 436–437.

Soyka, M. (1998) *Drogen- und Medikamentenabhängigkeit*. Stuttgart: Wissenschaftliche Verlagsgesellschaft.

Stolle, M., Sack, P. M., & Thomasius, R. (2007) Drogenkonsum im Kindes- und Jugendalter. *Deutsches Ärzteblatt* 104, C1755–C1763.

Wise, R. A. (1998) Drug-activation of brain reward pathways. *Drug and Alcohol Dependence* 51, 13–22.

Verzeichnis der Themenkästen

Register